Schlaganfall – jede Minute zählt

Univ.-Doz. Dr. Hans-Peter Haring

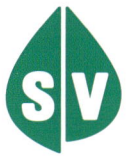

Gesund werden. Gesund bleiben. Band 5

Eine Buchreihe des Hauptverbandes der österreichischen Sozialversicherungsträger für Patientinnen und Patienten sowie deren Angehörige

AUTOREN

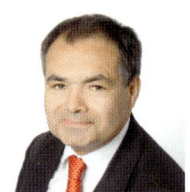

Univ.-Doz. Dr. Hans-Peter Haring

Präsident der Österreichischen Schlaganfallgesellschaft
Landesnervenklinik Wagner-Jauregg, Linz

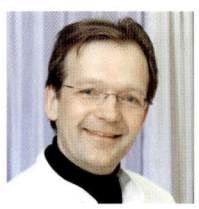

OA Dr. Martin Hamberger

Landesnervenklinik Wagner-Jauregg, Linz

Hannelore Mezei

MedMedia Verlag, Wien

Schlaganfall – jede Minute zählt!

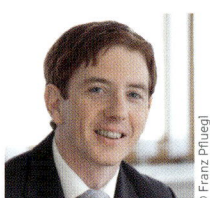

**Mag. Peter McDonald,
Vorsitzender des
Verbandsvorstandes,
Hauptverband der
österreichischen
Sozialversicherungs-
träger**

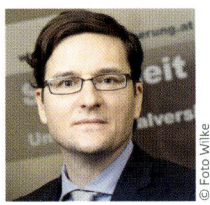

**Mag. Alexander
Hagenauer,
MPM, Generaldirektor-
Stv., Hauptverband
der österreichischen
Sozialversicherungs-
träger**

Jährlich erleiden zwischen 20.000 und 25.000 Menschen in Österreich einen Schlaganfall. Für viele dieser Menschen und deren Angehörige ist das ein Ereignis mit weit reichenden Folgen. Eine wichtige
Voraussetzung für eine erfolgreiche Behandlung ist das Wissen um
die Erkrankung und deren Symptome. Gerade beim Schlaganfall zählt
jede Minute, um Patientinnen und Patienten so rasch wie möglich zu
behandeln und mögliche Folgeschäden zu vermeiden oder zu minimieren.

Der österreichischen Sozialversicherung ist es ein besonderes Anlie-
gen, über die unterschiedlichen Formen des Schlaganfalls aufzuklären
sowie gefährdete Personen, Betroffene und deren Angehörige über
das rechtzeitige Erkennen und die richtige Behandlung ausführlich zu
informieren. Aus diesem Grund widmet sich das fünfte Buch unserer
Reihe „Gesund werden. Gesund bleiben" dem Thema Schlaganfall.

Im vorliegenden Ratgeber finden Sie neben allgemeinen Informationen über diese Krankheit Wissenswertes über Symptome, Ursachen
und die richtige Behandlung eines Schlaganfalls. Ein eigenes Kapitel
ist der Vorsorge gewidmet – durch die Beeinflussung von Risikofaktoren kann das Risiko, einen Schlaganfall zu erleiden, verringert werden.
Wir wollen Ihnen mit diesem praxisnahen Buch eine Hilfestellung
für Ihr Handeln geben, unabhängig davon, ob Sie selbst von einem
Schlaganfall betroffen sind oder sich nur über die wichtigsten Aspekte
dieser Krankheit informieren wollen.

Mag. Peter McDonald   *Mag. Alexander Hagenauer, MPM*

Orientierungshilfe für Patienten, Angehörige und Gefährdete

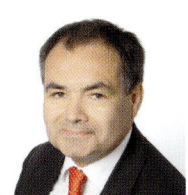

Univ.-Doz. Dr. Hans-Peter Haring, Präsident der Österreichischen Schlaganfallgesellschaft

Einen Schlaganfall zu erleiden bedeutet für den Betroffenen, von einer Sekunde zur anderen seine Körperkontrolle zu verlieren, auf Hilfe angewiesen zu sein und aus seinem privaten und beruflichen Leben gerissen zu werden. Dieses Schicksal ereilt Jahr für Jahr zwischen 20.000 und 25.000 Patienten in Österreich. Der Schlaganfall rangiert an dritter Stelle der Sterblichkeitsstatistik in westlichen Industrieländern. Dabei wäre es in den meisten Fällen möglich, dieser Erkrankung vorzubeugen. Auch bietet die moderne Medizin exzellente Behandlungsmöglichkeiten – vorausgesetzt, der Patient wird rasch einer Therapie zugeführt.

Eine erfolgreiche Schlaganfallbehandlung gelingt nur im Team. Um alle Kräfte optimal zu bündeln, braucht es strukturelle Voraussetzungen, welche in Form spezialisierter Schlaganfallabteilungen („Stroke Units") zur Verfügung stehen. Österreich ist hier beispielgebend: Insbesondere der österreichischen Gesundheitspolitik ist es gelungen, in den vergangenen 15 Jahren ein flächendeckendes Stroke-Unit-Netzwerk voranzutreiben.

„Schlaganfall ist Notfall" und „Zeit ist Hirn" sind zwei Maximen der modernen Akutbehandlung. Was bedeutet das? Im Notfall SOFORT die Rettung rufen, damit der Patient umgehend behandelt werden kann! Denn je schneller die Therapie einsetzt, umso mehr Gehirnfunktionen bleiben erhalten. Rasch angewandte Verfahren, um verschlossene Gehirnarterien wieder zu eröffnen, ermöglichen es, das eingangs zitierte individuelle Schicksal deutlich zu entschärfen. Die Weiterentwicklung der Diagnose- und Therapiemaßnahmen ist aber nach wie vor notwendig. Stroke Units mit dem dort gebündelten Wissen und Erfahrungspotenzial sind dabei für Patienten und Wissenschaft unverzichtbar.

Meist ist ein Schlaganfall das Ergebnis einer jahrelangen Krankheitsentwicklung. Das Erkennen von Risikofaktoren und insbesondere deren Vorbeugung bzw. Management sind die zweite wichtige Säule im Schlaganfall-Betreuungskonzept. Dafür ist das Zusammenspiel aller Experten unterschiedlicher Disziplinen sowie zwischen Krankenanstalten und niedergelassenen Fach- und Hausärzten Voraussetzung.

Vor allem aber geht es hier auch um die absolut notwendige Mitarbeit des Patienten und seine Therapietreue. Ein erfolgreiches Zusammenspiel zwischen Arzt und Patient gelingt vor allem mit jenen Patienten, die umfassend informiert sind und wissen, WARUM sie welche Maßnahmen umsetzen müssen. Beinahe ebenso wichtig sind informierte Angehörige. In diesem Sinne versteht sich auch das vorliegende Buch, das darauf abzielt, Patienten, Angehörigen und Gefährdeten eine Orientierungshilfe anzubieten.

Univ.-Doz. Dr. Hans-Peter Haring

INHALT

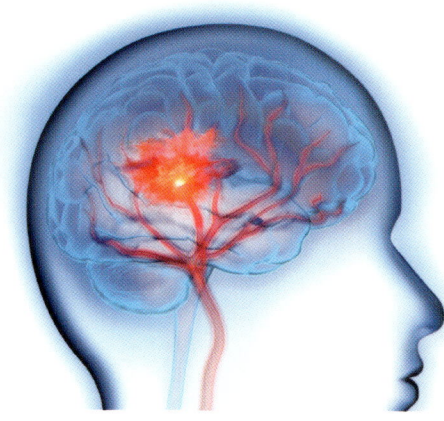

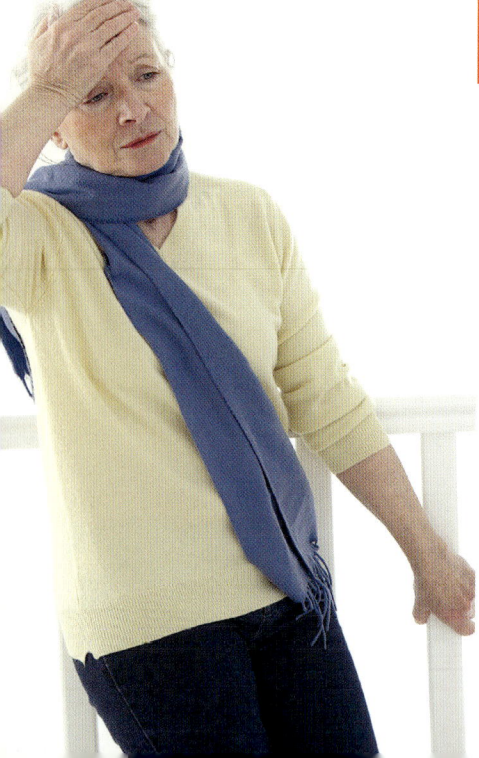

3. URSACHEN UND RISIKOFAKTOREN

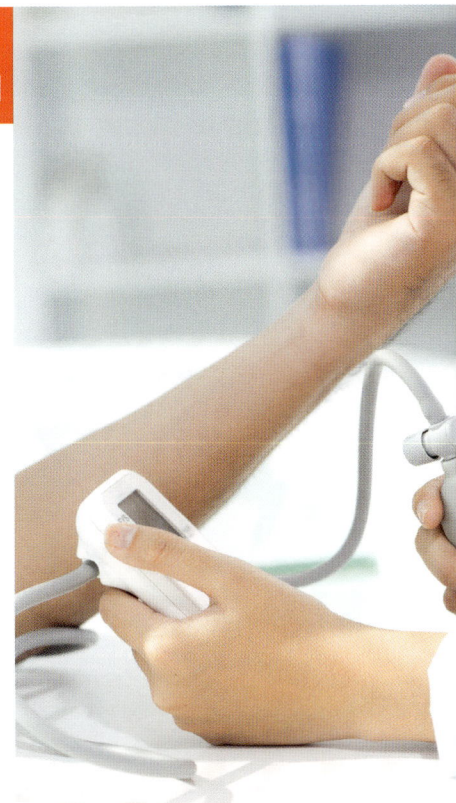

4. VORBEUGUNG

INHALT

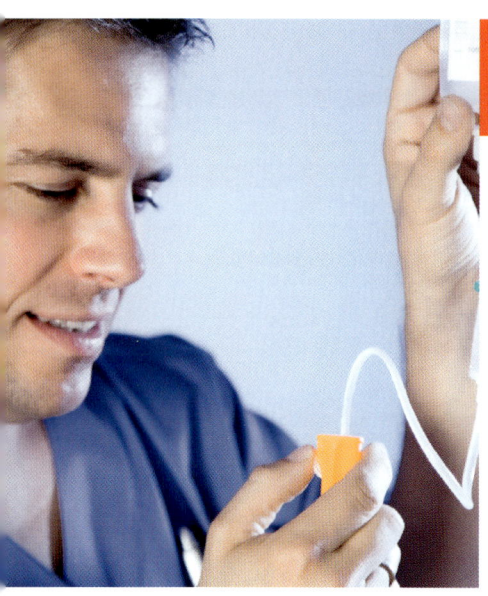

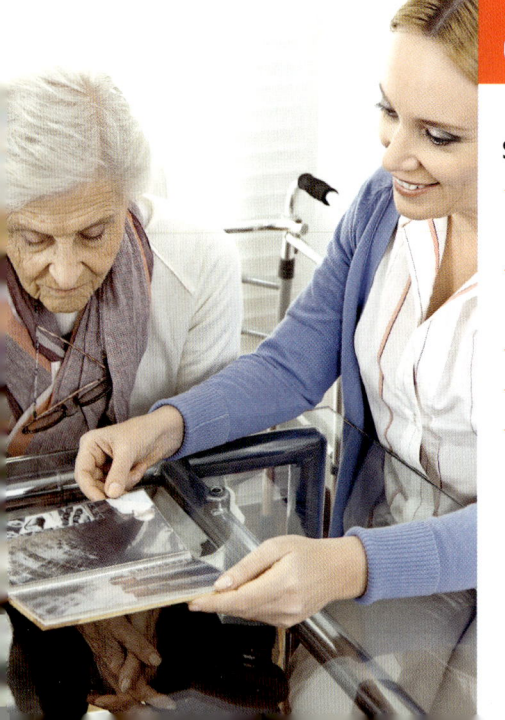

7. LEBEN NACH DEM SCHLAGANFALL

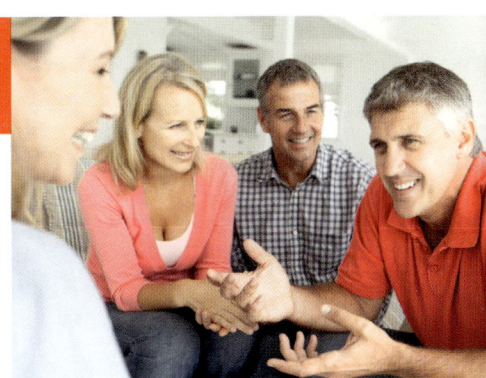

8. WISSENSWERTES

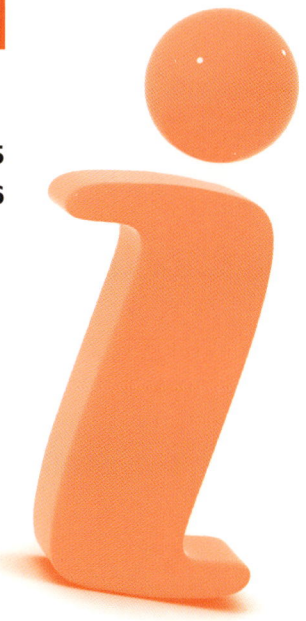

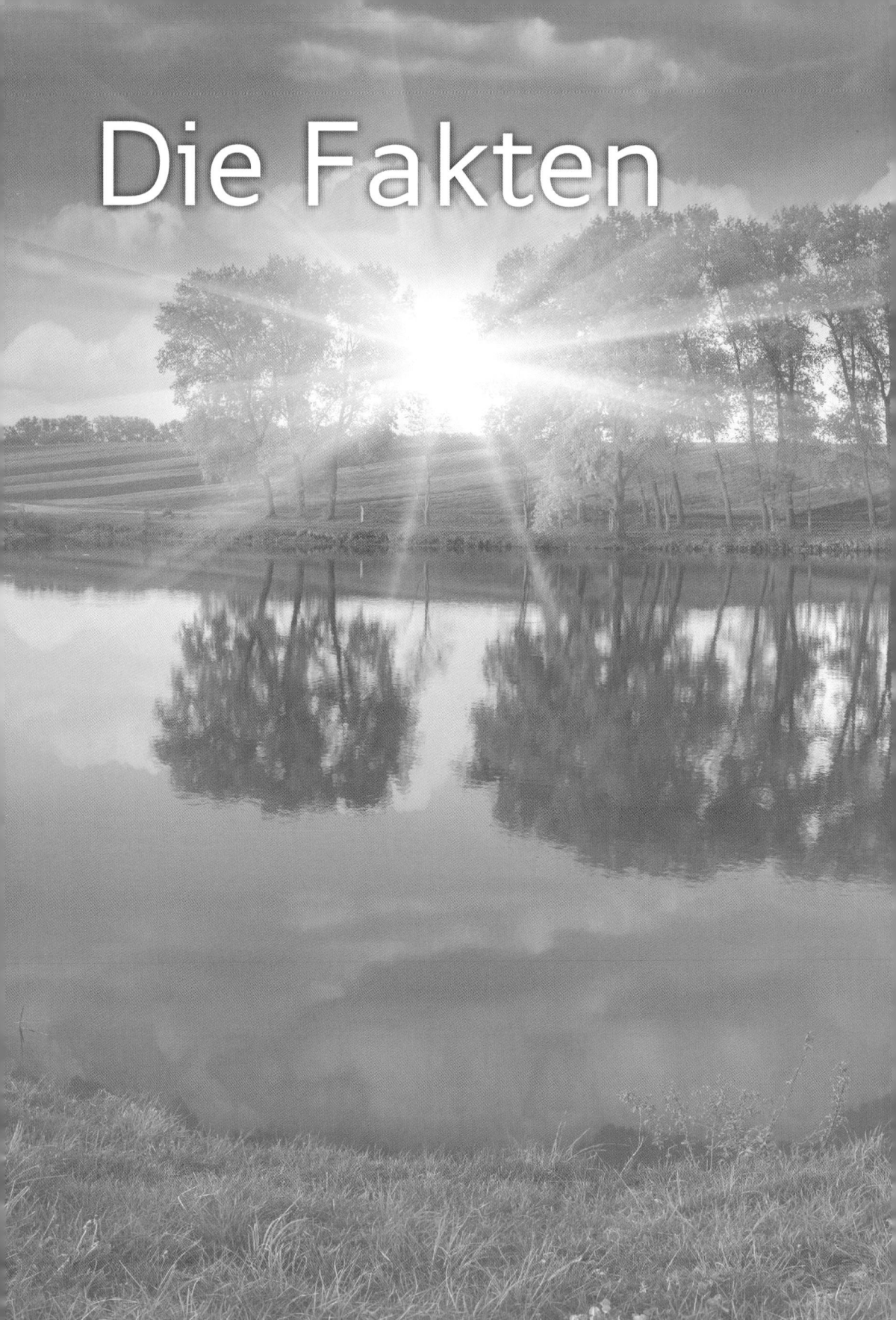

Die Fakten

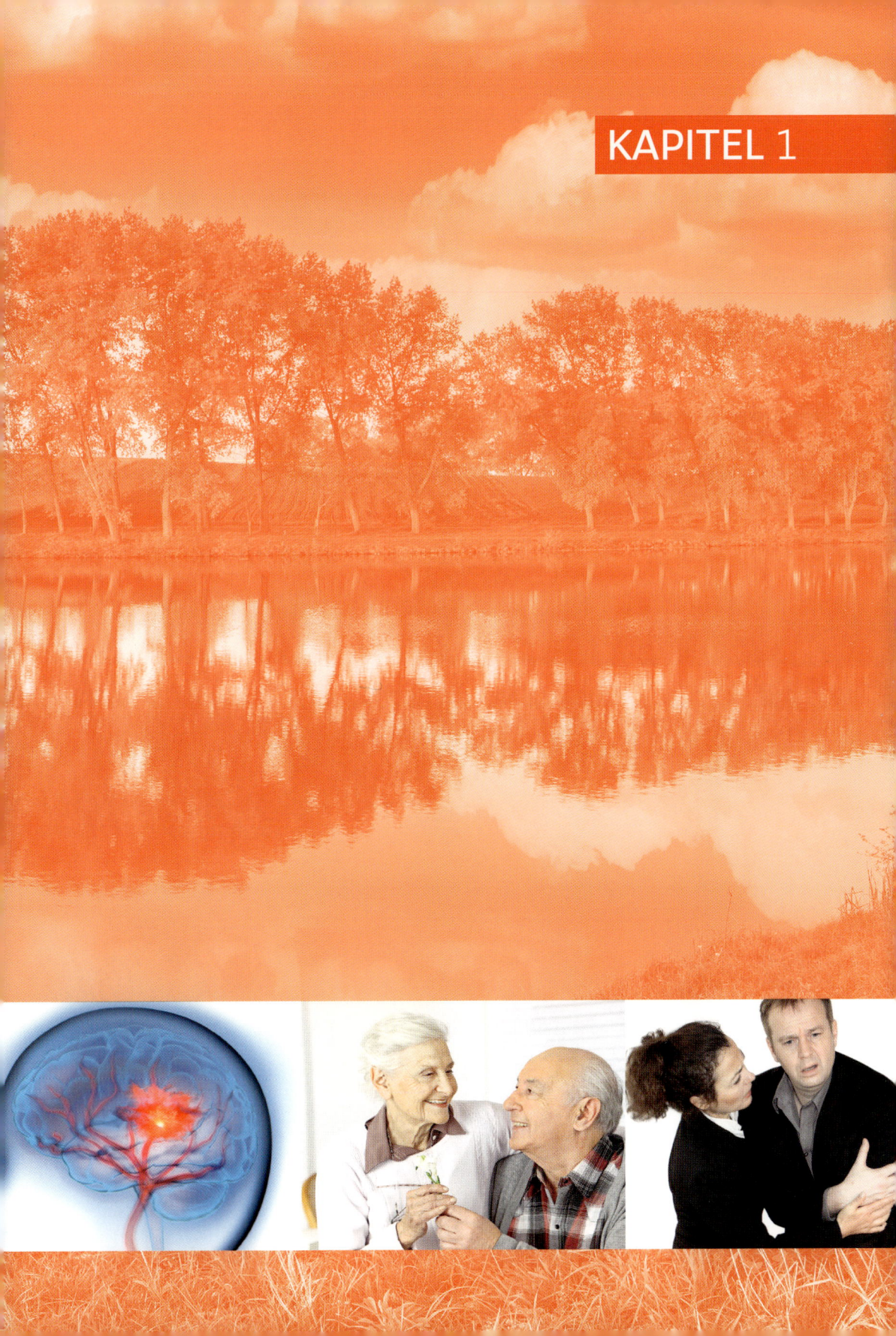

KAPITEL 1

Zahlen, Daten, Hintergründe

Was Sie über Schlaganfall wissen sollten:

→ **Alle sechs Minuten erleidet in Öster-reich jemand einen Schlaganfall.** Das bedeutet rund 20.000 Neuerkrankungen pro Jahr. Nur ein Drittel der Betroffenen wird wieder vollkommen gesund. 20% sterben. Etwa die Hälfte der Patienten bleibt mehr oder weniger behindert.

→ **Gefahr ab 55 Jahren:** Die Schlaganfall-häufigkeit steigt mit dem Alter an. Etwa 80% der Patienten sind älter als 60 Jahre. Ab dem 55. Lebensjahr verdoppelt sich die Erkrankungsrate mit jedem Lebensjahr-zehnt. Trotzdem sind auch junge Menschen nicht davor gefeit. Etwa 6% der Betroffe-nen sind unter 45 Jahre, ca. 10% zwischen 46 und 55 Jahre alt.

→ **Platz 1 bei Behinderungen:** Nach Herzin-farkt und Krebserkrankungen ist Schlag-anfall die dritthäufigste Todesursache. Bei den Krankheiten, die eine schwere Behin-derung im Erwachsenenalter nach sich ziehen, nimmt er hingegen den traurigen ersten Platz ein.

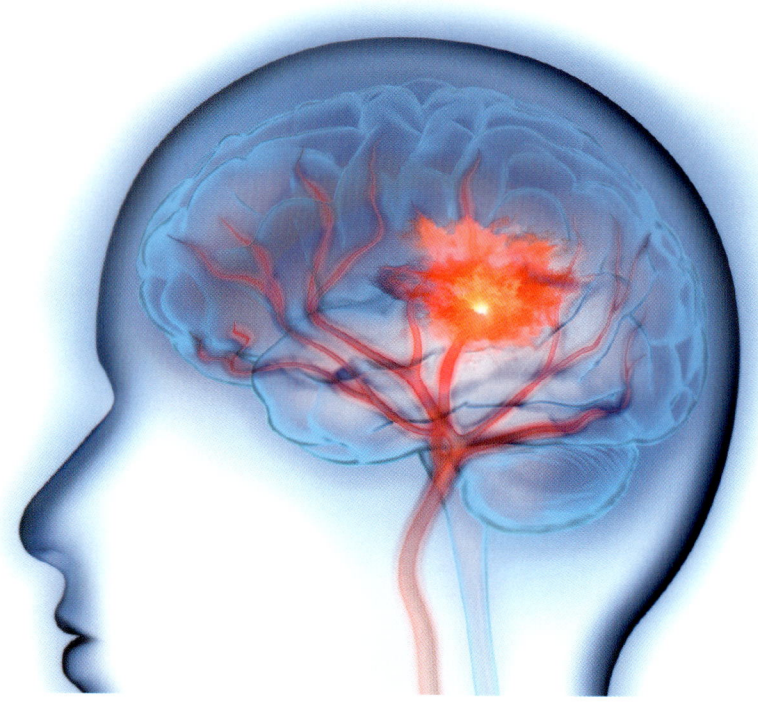

Ein Schlaganfall stellt immer einen akuten Notfall dar

Schlaganfall – was ist das?

Bei einem Schlaganfall (medizinische Bezeichnung: Apoplexia cerebri oder Insult) kommt es durch die Verstopfung oder das Platzen einer Gehirnarterie ganz plötzlich („schlagartig") zu einer Durchblutungsstörung des Gehirns. Betroffene Hirnareale werden nicht mehr mit Sauerstoff und Nährstoffen versorgt und sterben ab. Funktionen, die von diesem Hirnareal gesteuert werden, fallen aus. Man spricht daher von neurologischen Ausfallserscheinungen. Welche Symptome auftreten, hängt davon ab, in welchen Bereichen das Gehirn von der Versorgung abgeschnitten wurde.

Die Erkrankung stellt immer einen absoluten Notfall dar! Denn das Zeitfenster für eine erfolgreiche Behandlung beträgt in der Regel maximal 4,5 Stunden (und nur in Einzelfällen mehr).

Schlaganfall ist nicht gleich Schlaganfall

Nur wenige Menschen wissen, dass es mehrere Formen von Schlaganfall gibt, und vielfach herrschen auch Missverständnisse vor. So hört man des Öfteren „Nein, er hatte keinen Schlaganfall, sondern ein Aneurysma ist geplatzt" oder „Es war ja nur ein Schlagerl. Jetzt ist alles wieder in Ordnung".
Doch die Gehirnblutung durch ein Aneurysma ist ebenfalls eine Form des Schlaganfalls. Und auch das bagatellisierte „Schlagerl" ist als Vorbote überaus ernst zu nehmen. Denn nicht selten folgt bald darauf ein „echter" Schlaganfall.

Ein Blutgerinnsel ist die häufigste Form des Schlaganfalls

Man unterscheidet folgende **Formen von Schlaganfall:**
→ ***Ischämischer Insult:*** Mit 80% ist dies die häufigste Form der Erkrankung. Ursache ist ein Blutgerinnsel, das eine Gehirnarterie verstopft und somit den Blutfluss zum Gehirn blockiert. Der ischämische Schlaganfall ist also das Gegenstück zum Herzinfarkt und wird daher auch als Hirninfarkt bezeichnet. Das Blutgerinnsel kann direkt im Gehirn entstehen (Thrombus) oder es bildet sich außerhalb, z.B. in der Halsschlagader oder im Herzen, und wird mit dem Blutstrom ins Gehirn geschwemmt (Embolus), wo es dann ein versorgendes Blutgefäß verstopft.

→ **Hämorrhagischer Schlaganfall oder Gehirnblutung:**
Hiervon sind 15% aller Schlaganfallpatienten betroffen.
Auslöser ist eine geplatzte Arterie. Von einer **intrazerebralen Blutung** (ICH) spricht man, wenn eine **Gehirnarterie**
zerreißt. Blut tritt unter hohem Druck aus dem Gefäß aus
und ins Gehirngewebe ein. Platzt ein **Aneurysma,** dann
spricht man von einer **subarachnoidalen Blutung** (SAB).
Hier bleibt die Blutung an der Gehirnoberfläche.

Was ist ein Aneurysma?

*Darunter versteht man eine dünnwandige, sackartige
Ausbuchtung an einem Blutgefäß. Diese kann angeboren
oder erworben sein. Meist entwickelt sich ein Aneurysma
langsam über Jahre, und zwar an einer Stelle, an der die
Gefäßwand geschwächt ist. Mit zunehmender Größe besteht die Gefahr, dass es reißt.*

→ **Die Sinusvenenthrombose** stellt mit 5% die seltenste
Form dar. In diesem Fall kommt es zum Verschluss einer
Gehirnvene, es wird dadurch also der Abfluss aus dem Ge-
hirn blockiert.

→ **Das „Schlagerl"** (transitorische ischämische Attacke – TIA)
ist noch (!) kein „echter" Schlaganfall, sondern ein Vorbote.
Eine TIA wird durch ein kleines Blutgerinnsel verursacht, das
ein Blutgefäß blockiert. Meist löst sich dieses Gerinnsel nach
kurzer Zeit (wenige Minuten bis maximal 24 Stunden) im Blut
auf und es kommt zu keinen bleibenden Schäden. Doch das
sollte man keinesfalls auf sich beruhen lassen! Denn das
„Schlagerl" ist ein Warnsignal. Jeder zehnte Betroffene entwickelt innerhalb der folgenden drei Monate einen ischämischen Schlaganfall – häufig mit bleibender Behinderung. Daher sollte auch eine TIA als Notfall behandelt werden.

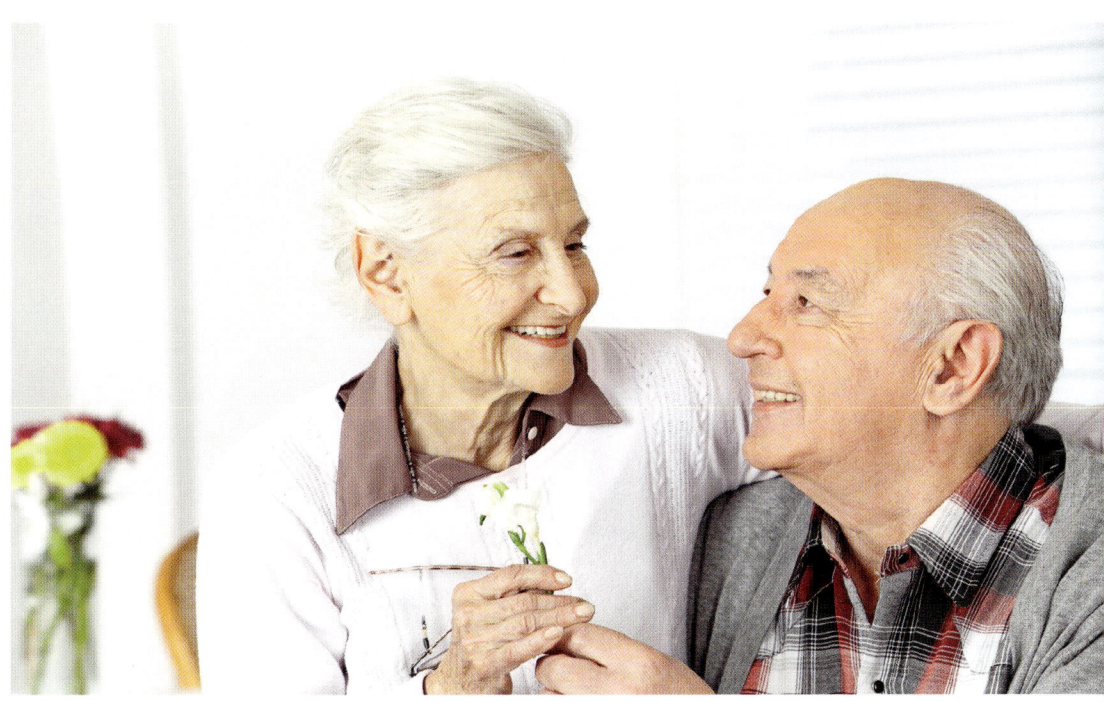

**Auch beim Schlaganfall
gibt es Unterschiede
zwischen Mann und Frau**

Eine Frage des Geschlechts

Wie bei vielen Erkrankungen gibt es auch beim Schlaganfall
Unterschiede zwischen männlichen und weiblichen Patienten.
Ein Schlaganfall tritt bei Frauen später auf als bei Männern:
→ Durchschnittsalter Frauen: 74 Jahre
→ Durchschnittsalter Männer: 69 Jahre

Außerdem sind bei Frauen meist größere Hirnareale betroffen,
wodurch sich die Genesung gegenüber den männlichen
Patienten verzögert und eher bleibende Behinderungen zu erwarten sind. Manchmal kommt es auch zusätzlich zu eher un-
typischen Beschwerden wie Kopf- und Gliederschmerzen,
Übelkeit und Verwirrtheit.

Gehirnregionen und Schlaganfall

Das Gehirn besteht aus einer **linken und einer rechten Großhirnhälfte** mit jeweils vier Gehirnlappen, dem **Kleinhirn** und
dem **Hirnstamm.**

Großhirn:

In der **linken Großhirnhälfte** ist bei 85% der Menschen das
Sprachzentrum angesiedelt, bei 15% ist dies gespiegelt (Links-
händer) oder auf beide Hälften verteilt (Bihänder). Ein Schlaganfall in der für die Sprache dominanten Hirnhälfte wird daher
immer eine Einschränkung der Sprachfunktion zur Folge haben.
Selbst bei gleichem Ausmaß hat ein Insult im dominanten
Bereich weitaus gravierendere Folgen als ein Schlaganfall, der in
anderen Gehirnregionen auftritt.
Beide Gehirnhälften sind für **Motoriksteuerung** (Willkürbewe-
gung) und **Wahrnehmung der Körperempfindung** (Berüh-
rung, Temperatur, Schmerz) verantwortlich. Allerdings herrscht
hier das **Kreuzungsprinzip:** Die linke Gehirnhälfte steuert die
rechte Körperhälfte und umgekehrt. Ist also die linke Hirnhemi-
sphäre vom „Schlag getroffen", so äußert sich dies in Ausfallserscheinungen an rechter Gesichtshälfte (hängender Mundwinkel), rechtem Arm und rechtem Bein.
Dasselbe Kreuzungsprinzip gilt für das **Sehzentrum.** Ist der linke
Hinterhauptlappen geschädigt, kommt es zu einem Ausfall des
rechten Gesichtsfeldes.

Kleinhirn:

Hier sind **Gleichgewicht und Bewegungskoordination** angesiedelt. Das Prinzip der gekreuzten Bahnen ist beim Kleinhirn
aufgehoben. Daher hat eine Schädigung der rechten Kleinhirn-
hälfte auch eine Koordinationsstörung rechts zur Folge. Betroffene sind schwindelig und torkeln wie betrunken. Man spricht
von Ataxie.

Übrigens wirkt auch Alkohol auf das Kleinhirn und führt daher vorübergehend zu Gleichgewichtsstörungen und Gangunsicherheit.

Hirnstamm:

*Im Hirnstamm laufen wie in einem Flaschenhals **alle motorischen und sensiblen Fasern** zusammen. Daher kann ein vom Volumen her relativ kleiner Hirninfarkt in diesem Bereich dramatische motorische und sensible Ausfallserscheinungen zur Folge haben.*
Da im Hirnstamm auch das wache Bewusstsein, die Augenbewegungen und die Schluckmotorik reguliert werden, sind Hirnstamminfarkte besonders folgenschwer.

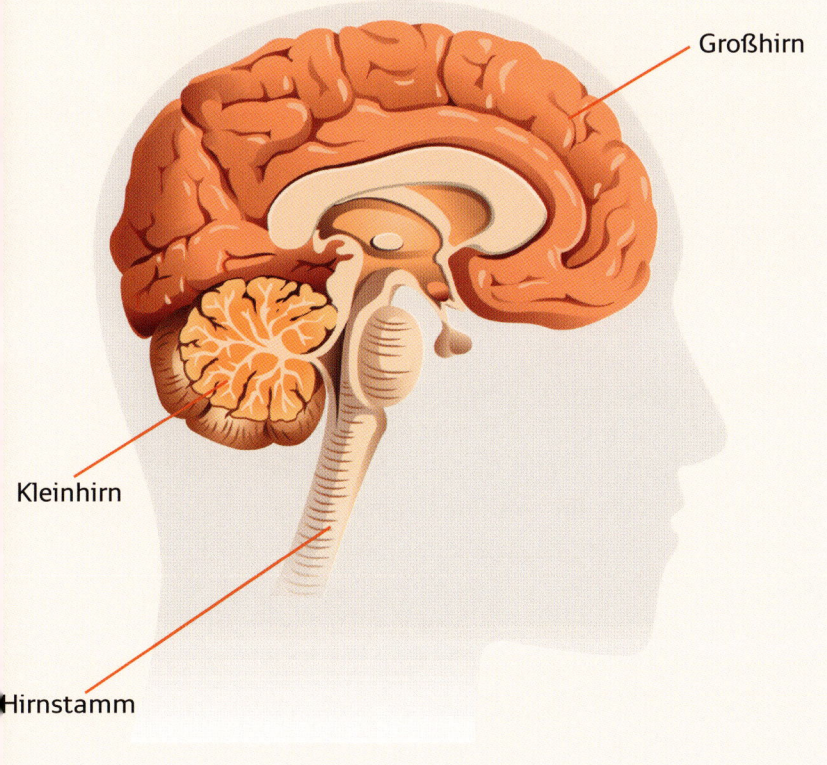

Großhirn

Kleinhirn

Hirnstamm

Was passiert im Gehirn?

Unser Gehirn braucht für seine vielfältigen Funktionen Sauerstoff und Glukose, die über das Blut transportiert werden. Glukose – auch als Traubenzucker bekannt – ist der wichtigste Energielieferant des menschlichen Körpers. Ein durchschnittlich gebauter Erwachsener benötigt im Ruhezustand ca. 200 Gramm Glukose pro Tag, 75% davon verbraucht das Gehirn. Ist durch einen ischämischen Schlaganfall der Blutzufluss über eine blockierte Arterie gestoppt, so wird das dazugehörige Gehirngewebe nicht mehr mit Blut – also mit Sauerstoff und Glukose – versorgt. Die solcherart ausgehungerten Gehirnzellen können ohne Nachschub noch wenige Minuten funktionieren, ehe sie ihren Funktionsstoffwechsel einstellen. Dann reicht das Energieniveau gerade noch aus, um die (histologische) Struktur der Nervenzellen noch für ein paar Stunden aufrechtzuerhalten. Wird aber das Gefäß nicht innerhalb von viereinhalb Stunden wieder eröffnet und damit für Nahrungsnachschub gesorgt, sind die Zellen unwiederbringlich verloren.

Bei der intrazerebralen Hirnblutung (ICH) zerreißt eine Arterie, das Blut spritzt mit enormem Druck ins Gehirngewebe und zerstört dieses mechanisch. Platzt hingegen ein Aneurysma, so dringt das austretende Blut primär nicht ins Hirngewebe, sondern in den spaltförmigen Raum zwischen Gehirnoberfläche und Hirnhaut (SAB) ein. In beiden Fällen benötigt das ausgetretene Blut viel Platz, welcher aufgrund der Umhüllung durch die Schädelknochen nicht gegeben ist. Daher steigt der Druck an, wodurch Gehirnzellen absterben.

Die Schwere eines Schlaganfalls hängt einerseits von der Größe des betroffenen Areals ab, andererseits von der Lokalisation im Gehirn.

So verläuft ein Schlaganfall

Die Erkrankung beginnt schlagartig. Es gehen ganz plötzlich jene Körperfunktionen verloren, die von den durch den Schlaganfall betroffenen Nerven gesteuert werden. Man spricht von neurologischen Ausfällen. Dabei kann es sich um Sehstörungen handeln (wenn Nerven im Sehzentrum funktionsunfähig werden), um Sprachstörungen (wenn Nerven im Sprachzentrum durch den Schlaganfall ausfallen), um Lähmungserscheinungen etc.

Wie gravierend diese Ausfälle sind, hängt vom betroffenen Gewebe und der Ausdehnung des Schlaganfalls ab. Es ist möglich, dass die Schäden kaum spürbar sind, sie können aber auch so schwer sein, dass sie Lebensgefahr bedeuten.

In den ersten viereinhalb Stunden ist eine akute Schlaganfallbehandlung durch Eröffnen des verschlossenen Gefäßes chancenreich.

Bereits an diesem ersten Tag geht die Akutbehandlung fließend in den Rehabilitationsprozess über, der meist mehrere Monate dauert.

Welche Folgen treten auf?

Die häufigsten Folgen eines Schlaganfalls sind Sprachstörung, Sehstörung, Halbseitenlähmung, Gleichgewichts- und Koordinationsstörungen. Viele Angehörige glauben, der Patient sei nun geistig beeinträchtigt, weil er undeutlich oder wirr spricht bzw. Gesagtes nicht versteht. Das ist ein grundlegendes Missverständnis! Ein akuter Schlaganfall verursacht niemals eine geistige Beeinträchtigung im Sinne von Gedächtnisverlust. Es funktioniert lediglich der „Sprachcomputer" nicht, durch den der Patient kommunizieren könnte.

Näheres über die Symptome lesen Sie im folgenden Kapitel.

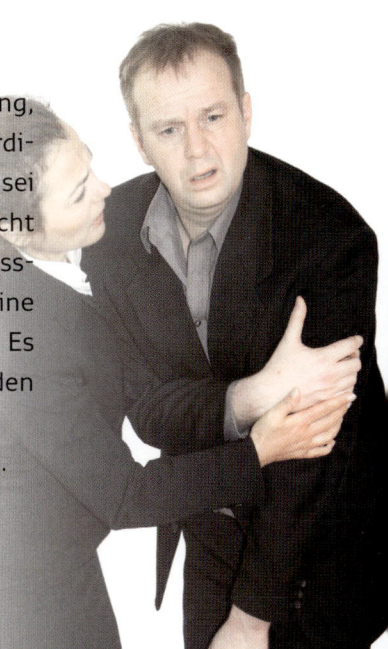

Eines der häufigsten Symptome ist die Halbseitenlähmung

Ihre Fragen – unsere Antworten

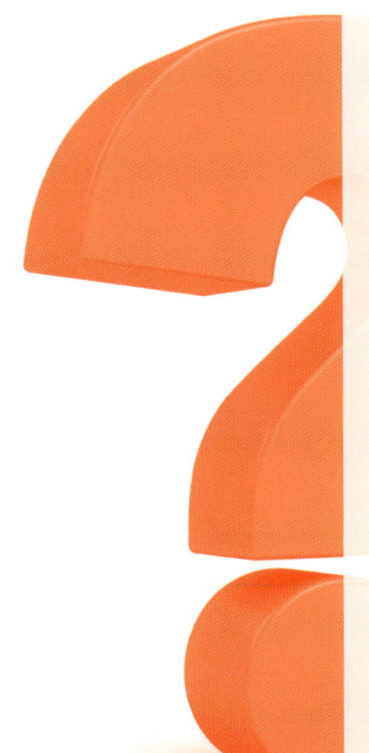

→ *Was ist der Unterschied zwischen einem Schlaganfall und einem geplatzten Aneurysma?*

Ein geplatztes Aneurysma ist ebenfalls ein Schlaganfall. Man unterscheidet zwei grundsätzliche Formen des Schlaganfalls: den so genannten Hirninfarkt oder ischämischen Schlaganfall und die Hirnblutung.

Beim Hirninfarkt wird eine Gehirnarterie durch ein Blutgerinnsel verstopft, wodurch dieses Gehirnareal von der Versorgung mit Sauerstoff und Glukose abgeschnitten wird. Bei der Hirnblutung platzt eine Gehirnarterie oder ein Aneurysma, das Blut tritt unter höchstem Druck aus und schädigt die Gehirnzellen.

→ *Muss man ein „Schlagerl" ernst nehmen?*

Ja, sehr ernst! Denn es ist ein Vorbote für einen „echten" Schlaganfall. Jeder zehnte Betroffene entwickelt innerhalb der auf ein „Schlagerl" folgenden drei Monate einen Schlaganfall.

Die Symptome einer transitorischen ischämischen Attacke (TIA) – so lautet der korrekte medizinische Begriff für ein „Schlagerl" – sind im Grunde die gleichen wie beim Schlaganfall (Sprachstörungen, halbseitige Lähmungserscheinungen, Sehstörungen etc.), allerdings verschwinden sie meist nach kurzer Zeit (wenige Minuten bis maximal 24 Stunden) wieder. Verursacht wird eine TIA häufig von der vorübergehenden Blockade durch ein Gerinnsel, das sich aber nach kurzer Zeit im Blut auflöst. In seltenen Fällen ist ein kurzer Blutdruckabfall der Auslöser.

→ *Kann man sich von einem Schlaganfall wieder vollständig erholen?*

Ja, das ist möglich. Ein Drittel aller Patienten wird wieder vollkommen gesund. Allerdings sterben rund 20% der Betroffenen daran und etwa die Hälfte lebt mit mehr oder weniger großen Behinderungen weiter. Je früher die Akutbehandlung einsetzt, umso größer ist die Chance auf Genesung. Das Zeitfenster für eine erfolgreiche Behandlung beträgt maximal 4,5 Stunden.

→ *Wovon hängt die Schwere eines Schlaganfalls ab?*

Einerseits vom Ausmaß des betroffenen Areals, andererseits von der Lokalisation im Gehirn. Besonders gravierend sind Schlaganfälle im Hirnstamm. Auch hat ein Schlaganfall gleichen Ausmaßes beispielsweise schwerwiegendere Folgen auf die Sprachfunktion, wenn er in jener Hirnhälfte stattfindet, in der das Sprachzentrum angesiedelt ist. Bei den meisten Menschen ist dies die linke Hirnhälfte.

→ *Warum ist nach einem Schlaganfall oft nur eine Körperhälfte gelähmt?*

Das hängt mit dem so genannten Kreuzungsprinzip zusammen. Die linke Gehirnhälfte steuert Motorik und Körperempfindung der rechten Körperhälfte und umgekehrt. Ist also beispielsweise die linke Hirnhälfte vom Schlaganfall betroffen, so kommt es zu Ausfallserscheinungen in der rechten Körperhälfte (und umgekehrt).

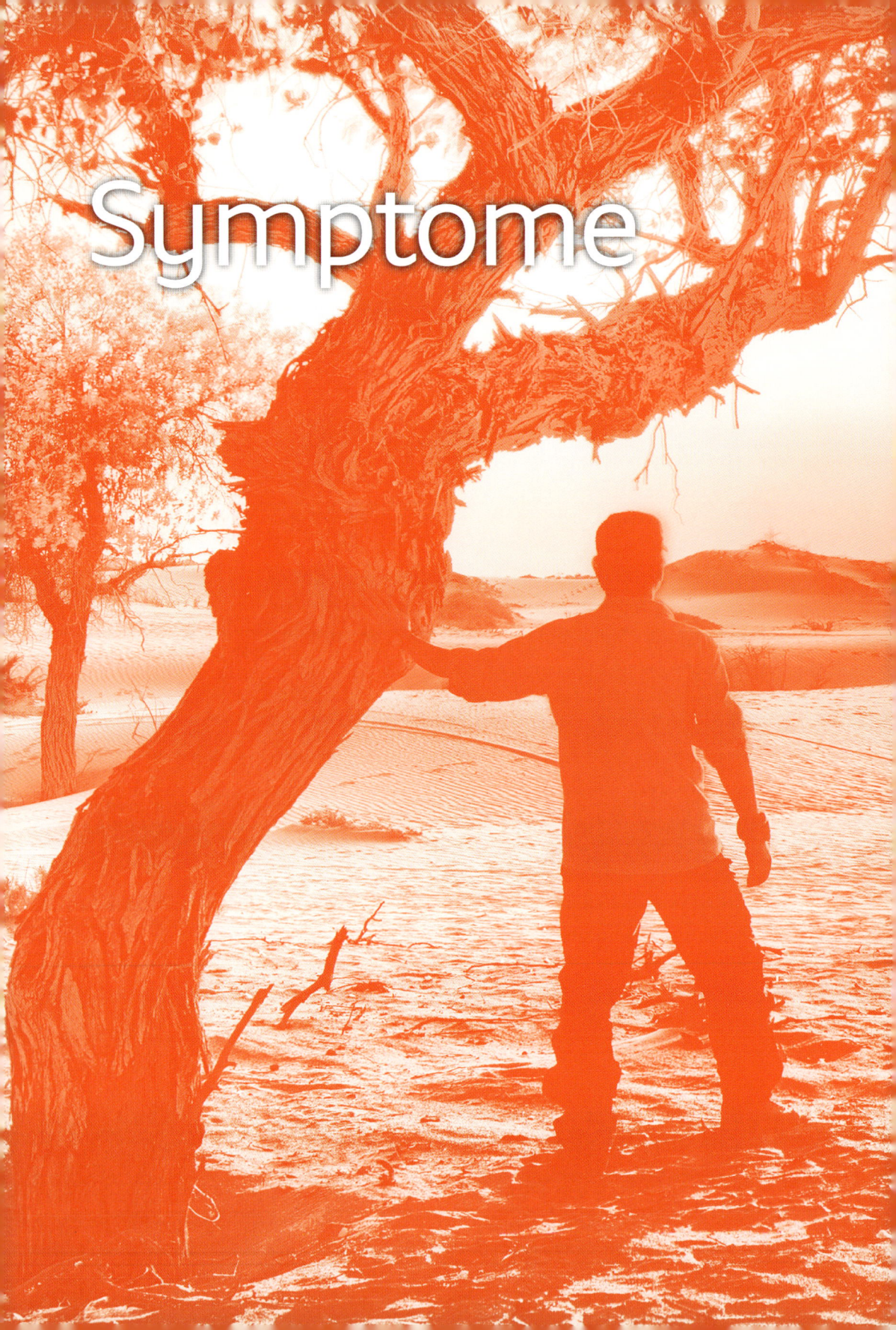

Symptome

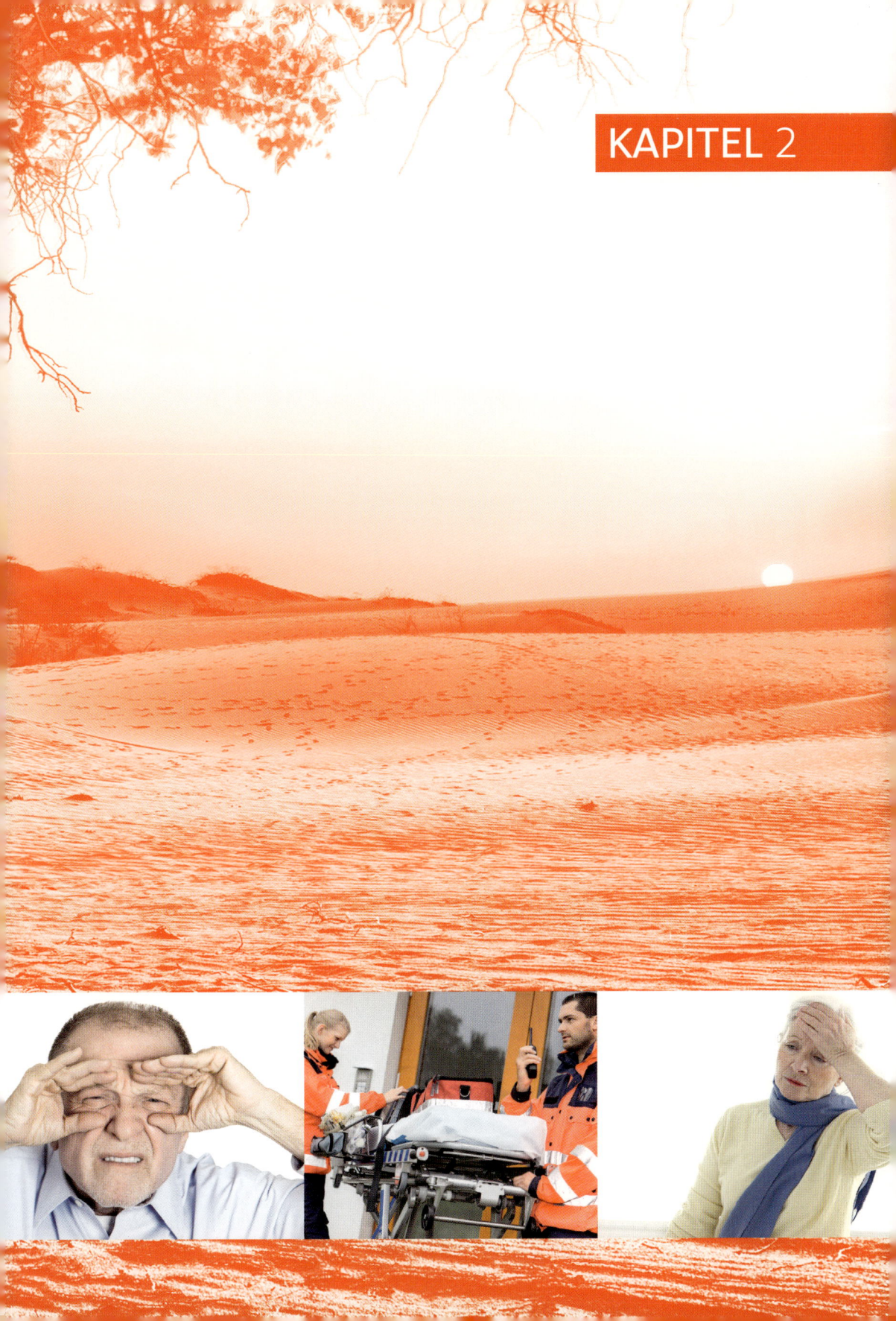

KAPITEL 2

Mit einem Schlag ist alles anders

Es sollte ein gemütlicher Samstagabend werden – mit einem guten Essen und einer Flasche erlesenen Wein. „Ich hol schnell den Wein aus dem Keller", ruft Herwig seiner Frau zu. Die vergangene Woche ist für den 40-jährigen Neurochirurgen recht stressig gewesen, umso mehr freut er sich auf diesen Abend zu zweit.

Doch daraus sollte nichts werden. Schon auf dem Weg hinunter wird ihm schwindlig. Im Keller angelangt, fühlt er sich wie betrunken, er torkelt, seine Beine lassen ihn im Stich. Beim Versuch, seine Frau zu rufen, merkt er, dass er lallt und sich nicht verständlich machen kann. Als er plötzlich auch noch alles doppelt und verschwommen sieht, weiß er als Neurochirurg, was diese Symptome zu bedeuten haben: Schlaganfall. Er gerät in totale Panik.

Oben in der Küche wundert sich Herwigs Frau, wo denn ihr Mann so lange bleibt. Schließlich geht sie in den Keller und findet ihn dort. Sofort ruft sie die Rettung. Bis Notarzt und Rettung eintreffen, verschlech-

tert sich der Zustand des Arztes zunehmend. Langsam schwindet sein Bewusstsein, er wird schläfrig. Rasch wird er in „sein" Krankenhaus gebracht, in dem er als Neurochirurg tätig ist. Auf Ansprache der Kollegen, die ihn neurologisch untersuchen, reagiert er zwar noch, kann aber nur lallen.

Durch die Magnetresonanztomografie bestätigt sich der Verdacht auf ischämischen Schlaganfall, und zwar im Bereich des Hirnstamms. Ein Hirnstamminfarkt ist die gefährlichste Form des Schlaganfalls, absolut lebensbedrohlich.

Wie ist es möglich, dass ein junger, schlanker, sportlicher und gesund lebender Mann wie Herwig plötzlich einen Schlaganfall erleidet? Ursache ist in diesem Fall nicht wie in den meisten Fällen eine Atherosklerose, sondern eine Dissektion, also ein Auseinanderspreizen der Gefäßwandschichten in der Gehirnarterie. Dadurch kommt es ebenfalls zu einer Gefäßverengung, die schließlich zu einer Blockade des Blutzuflusses führen kann.

Herwig bekommt sofort eine Lysetherapie verabreicht. Allerdings ist das verstopfte Gefäß auch nach einer Drei-

viertelstunde noch nicht offen. Daher wird unter Voll-
narkose zusätzlich eine mechanische Thrombektomie
durchgeführt, die zu einem raschen Erfolg führt.

Die Nacht verbringt der Patient auf der Intensivstation,
die Untersuchung am nächsten Tag zeigt höchst zufrie-
den stellende Ergebnisse. Herwig wird in die Stroke Unit
verlegt, zwei Tage später kann er bereits aufstehen und
gehen. Die Genesung schreitet optimal voran, sodass
nicht einmal eine Rehabilitation notwendig ist.

Nach der ersten übergroßen Freude wird Herwig klar,
wie nah er trotz der guten Genesung am Abgrund war.
Denn wäre nur eine leichte Lähmung in der Hand zurückgeblieben, hätte er seinen Beruf als Chirurg aufgeben müssen. Eine Post-Stroke-Depression war die logi-
sche Folge.

Mithilfe psychologischer Betreuung kann er auch diese Folge des Schlaganfalls überwinden und steht sechs
Wochen später wieder am Operationstisch. Kurz danach gibt er eine große Party für die gesamte Schlag-
anfallabteilung und die Radiologen. Man feiert Herwigs
zweites Leben.

Die Symptome treten ganz plötzlich auf

Sie unterhalten sich ganz normal mit Ihrer Mutter. Plötzlich fällt ihr linker Arm hinunter, der linke Mundwinkel hängt und anstatt der Beschreibung eines Kochrezeptes, das sie Ihnen noch vor wenigen Sekunden geben wollte, verlässt nur sinnloses Gebrabbel ihren Mund. Ihre Mutter hatte einen Schlaganfall. Um 15:00 Uhr ist alles noch normal und um 15:01 Uhr hat sich das Leben Ihrer Mutter verändert – mit einem Schlag ist alles anders.

Die Anzeichen für einen Schlaganfall treten ganz plötzlich auf und sind darauf zurückzuführen, dass Teile des Gehirns aufgrund von Sauerstoff- und Glukosemangel ihre Funktion einstellen. Zu welchen Ausfallserscheinungen es kommt, hängt davon ab, welche Hirnregionen vom Schlaganfall betroffen sind.

Bei einem Schlaganfall im Wachzustand treten aus heiterem Himmel Symptome auf. Überrascht der Schlaganfall den Menschen im Schlaf, so werden die Anzeichen meist erst nach dem Aufwachen bemerkt. Die Ausfallserscheinungen können nur Sekunden oder Minuten dauern, aber auch anhalten.

Anzeichen immer ernst nehmen!

Besonders tückisch an den Symptomen eines Schlaganfalls ist, dass in den meisten Fällen der Schmerz als Warnsignal fehlt und die Gefahr daher oft unterschätzt wird. Nur bei den Hirnblutungen (insbesondere den SAB = subarachnoidale Blutungen wie Aneurysmen; *siehe Seite 18)* treten heftigste Kopfschmerzen auf. Wird jedoch ein Gehirngefäß durch ein Gerinnsel verstopft, so geschieht dies völlig schmerzlos. Daher tendieren viele Betroffene und Anwesende dazu, erst einmal abzuwarten, ob die Gefühlsstörung/Lähmung, die Sprachprobleme etc. nicht ohnehin von selbst wieder vergehen.

Doch beim Schlaganfall zählt jede Minute! Denn die Folgen eines Schlaganfalls lassen sich begrenzen, wenn die Anzeichen rechtzeitig erkannt werden und der Betroffene schnell medizinische Behandlung im Krankenhaus erhält. Daher ist rasches Handeln lebenswichtig, wenn eines oder mehrere der folgenden Symptome auftreten:

→ motorische Störungen (Bewegungsstörungen)
→ sensible Störungen (Empfindungsstörungen)
→ Sprachstörungen
→ Sehstörungen
→ Koordinationsstörung und Gangunsicherheit
→ manchmal Schwindel (Schwindel allein ist allerdings zumeist kein Anzeichen für einen Schlaganfall)
→ selten: schlagartig auftretende, heftigste Kopfschmerzen (nur bei Hirnblutung)

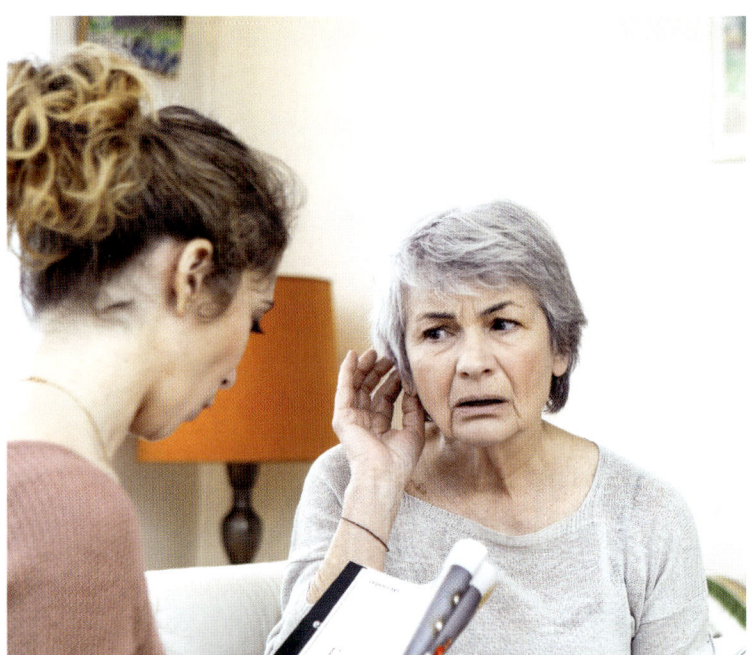

Oft können Patienten Gesprochenes nicht verstehen

Es müssen nicht alle genannten Anzeichen gleichzeitig vorhanden sein. Manchmal zeigt sich nur ein einziges Symptom. Meist ist jedoch eine Kombination aus Sprachstörung, halbseitiger Lähmung oder Schwäche bzw. Taubheitsgefühl und Sehstörung zu bemerken.

In vielen Fällen kündigt sich der Schlaganfall schon vorher durch eine TIA (transitorische ischämische Attacke), im Volksmund auch „Schlagerl" genannt, an *(siehe Seite 18)*. Dann verschwinden die genannten Symptome tatsächlich nach kurzer Zeit von selbst wieder. Das darf jedoch kein Anlass sein, die Sache beruhigt wieder zu vergessen. Denn ein „Schlagerl" bedeutet ein hohes Risiko, in den nächsten Tagen oder Wochen einen echten Schlaganfall mit gravierenden Folgen zu erleiden! Den meisten Menschen ist dies nicht bewusst, sodass eine TIA vielfach nicht ernst genommen wird. Wird der Patient mit einer TIA jedoch umgehend einer medizinischen Behandlung zugeführt, kann damit der drohende Schlaganfall verhindert werden.

So erkennen Sie einen Schlaganfall

→ Sprachstörungen

Wie zeigen sich Sprachstörungen?

Sie treten immer dann auf, wenn sich der Schlaganfall im Sprachzentrum ereignet hat. Dieses liegt bei 85% der Menschen in der linken Hälfte des Großhirns. Die Störungen können sich auf unterschiedliche Arten äußern: Schwierigkeiten, Gesprochenes zu verstehen, sinnloses Geplapper, Wortfindungsstörungen, Unfähigkeit, mit Lippen und Zunge Wörter zu formen, oder „verwaschene" Sprache.

Man unterscheidet folgende Arten von Sprachstörungen:
Expressive Aphasie: Der Patient kann weitestgehend verstehen, selbst aber nicht sprechen.
Sensorische Aphasie: Der Patient kann kaum bis gar nichts verstehen, daher kommt auch von ihm nur sinnloses Geplapper.
Globale Aphasie: Betroffene können weder Gesprochenes verstehen noch selbst sprechen (Kombination aus expressiver und sensorischer Aphasie).
Amnestische Aphasie: Einzelne Begriffe können nicht formuliert werden.
Dysarthrie: Während bei den verschiedenen Formen der Aphasie die „Sprachsoftware" im Gehirn beeinträchtigt ist, funktioniert bei der Dysarthrie die Sprechmotorik (Zunge, Lippen etc.) nicht. Eine Dysarthrie tritt meist dann auf, wenn der Hirnstamm vom Schlaganfall betroffen ist.

→ Motorische Symptome

Wie zeigen sich motorische Symptome?

Ist das Motorikzentrum in einer der beiden Großhirnhälften betroffen, tritt beim Patienten plötzlich eine Schwäche an der jeweils entgegengesetzten Körperseite auf (siehe „Kreuzungs- prinzip", *Seite 20)*. Es hängt ein Mundwinkel herab, ein Arm kann nicht mehr kontrolliert werden und fällt hinunter und das Bein hat keine Kraft, den Menschen zu tragen.

Parese = motorische Schwäche: Die betroffenen Muskeln (Mundwinkel, Arm, Bein) sind deutlich kraftloser, aber nicht völlig gelähmt.

Hemiparese: halbseitige Schwäche an Gesicht, Arm und Bein jeweils in einer Körperhälfte. Ist das Bewegungszentrum in der linken Gehirnhälfte betroffen, so zeigen sich Schwäche und Lähmung in der rechten Körperhälfte, und umgekehrt.

Monoparese: Von der Schwäche ist nur eine Extremität betroffen, nicht aber Arm und Bein gleichzeitig. Dies kann bei einem leichten Hirninfarkt, der nur ein ganz kleines Areal be- trifft, der Fall sein.

Plegie = vollständige Lähmung: Die betroffenen Muskeln sind völlig bewegungslos.

Hemiplegie: halbseitige vollständige Lähmung

→ Sensibilitätsstörungen

Wie zeigen sich Sensibilitätsstörungen?

Auch dieses Symptom tritt zumeist an jener Körperseite auf, die der betroffenen Hirnregion entgegengesetzt ist. Es besteht eine herabgesetzte Gefühlswahrnehmung, man empfindet z.B. einen Arm, ein Bein als taub. Auch Berührungen werden nicht gespürt.

→ Sehstörungen

Wie zeigen sich Sehstörungen?

Wurde das Sehzentrum vom Schlag getroffen, so kommt es als Folge des Schlaganfalls zu deutlichen Einschränkungen des Sehvermögens. Manche Patienten sehen doppelt, meist aber verschwindet eine Hälfte des Bildes, das halbe Gesichtsfeld ist ausgeblendet (Hemianopsie). Ist das rechte Sehzentrum betroffen, geht das linke Gesichtsfeld verloren, und umgekehrt.

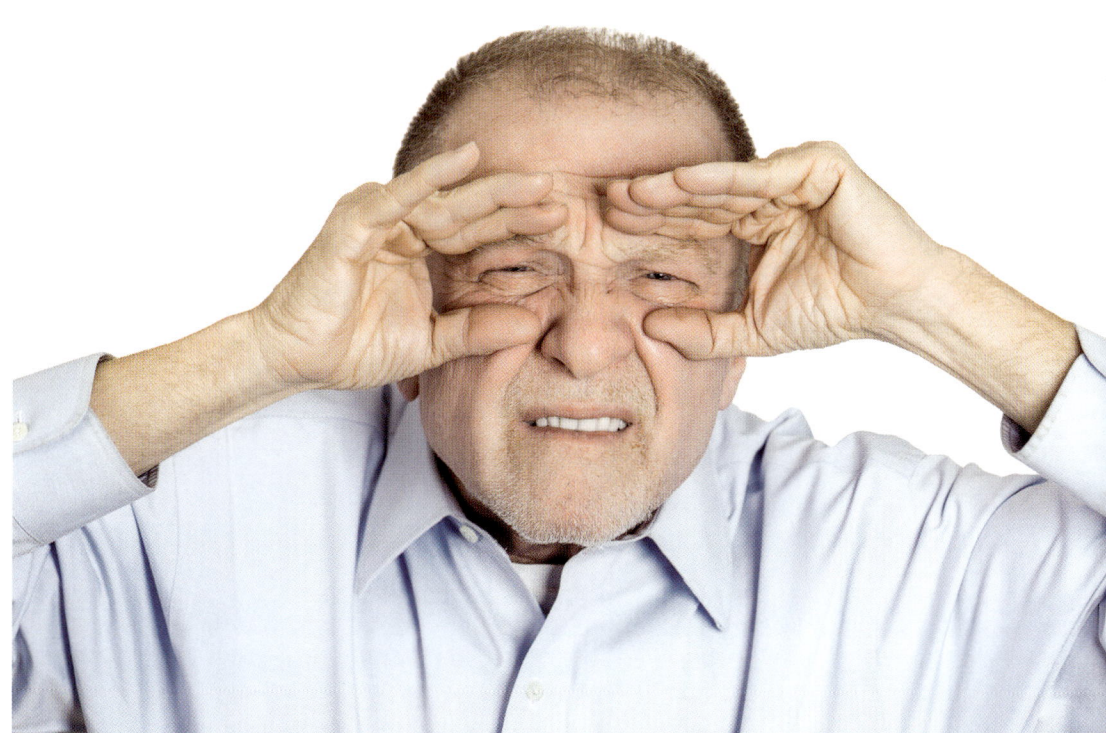

Bestimmte Sehstörungen können ebenfalls ein Hinweis auf einen Schlaganfall sein

Zusätzlich zu diesen am häufigsten auftretenden Ausfallserscheinungen kann es manchmal auch zu folgenden Symptomen kommen:

→ Koordinationsstörungen (Ataxie)

Wie zeigen sich Koordinationsstörungen?
Hat der Schlaganfall im Gleichgewichtszentrum des Kleinhirns
stattgefunden, sind Koordinations- und Gleichgewichtsstörungen, fallweise verbunden mit Schwindel, die Folge. Betroffene torkeln wie betrunken und tendieren dazu, nach einer Seite umzufallen. Schwindel allein ist jedoch zumeist kein
Anzeichen für einen Schlaganfall, sondern nur dann, wenn er
in Kombination mit Sprach-, Sehstörungen, Taubheitsgefühl
oder Lähmungserscheinungen auftritt.

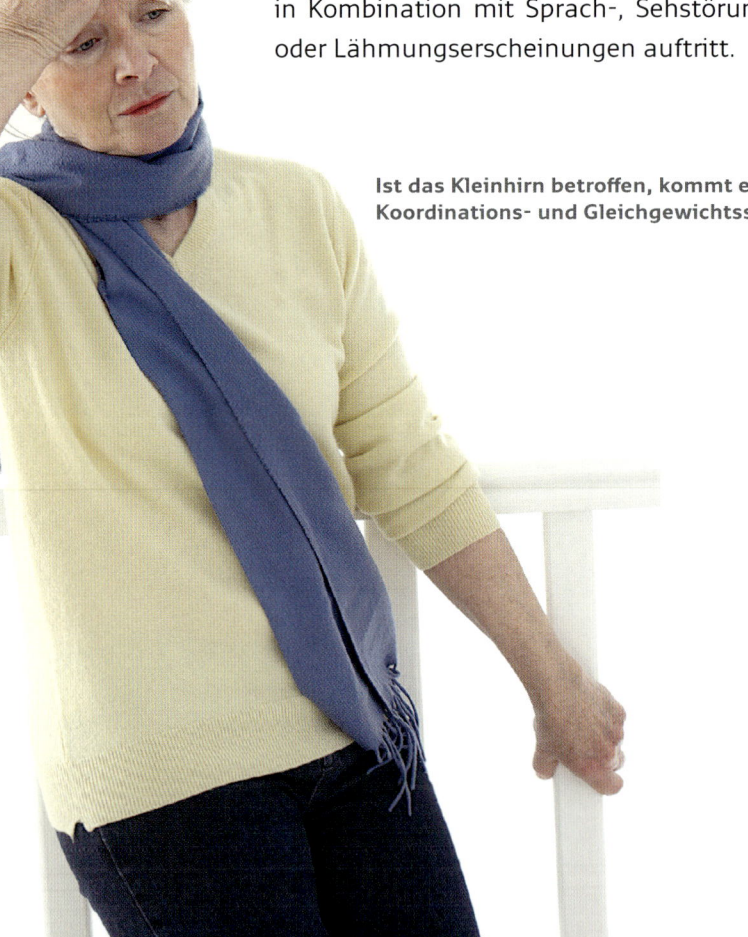

**Ist das Kleinhirn betroffen, kommt es zu
Koordinations- und Gleichgewichtsstörungen**

Das Gehirngewebe ist schmerzunempfindlich

→ Kopfschmerz – Symptom für Schlaganfall?

Ein Schlaganfall ist nur in seltenen Fällen mit Kopfschmerz verbunden. Das Gehirngewebe ist nämlich schmerzunempfindlich! Nur an den Gehirnhäuten und den Arterienwänden kann man Schmerz spüren. Daher verursacht die häufigste Form, der ischämische Schlaganfall (Hirninfarkt), keinerlei Kopfschmerzen, wohl aber das Reißen eines Aneurysmas. Hier kommt es durch die starke Blutung zu einer Volumenzunahme im Gehirn, das in Hirnhäute eingehüllt ist. Das ausgetretene Blut drückt auf die extrem schmerzempfindlichen Hirnhäute und verursacht plötzlich einsetzende, rasende Kopfschmerzen.

Handeln Sie rasch – Zeit ist Hirn!

Jeder Schlaganfall (auch das „Schlagerl") ist ein Notfall, bei dem es um Minuten geht. Je früher die Behandlung einsetzt, umso größer sind die Chancen einer Wiederherstellung der Gehirnfunktionen. Das Zeitfenster beträgt maximal 4,5 Stunden. Allerdings verringern sich die Chancen von der ersten Minute bis zum Ablauf der 4,5 Stunden stetig. Zeit ist in diesem Fall Hirn!

Wie kann ich helfen?

→ **Rufen Sie sofort die Rettung (Notruf 144) und geben Sie schon am Telefon die Symptome bekannt. So kann gleich veranlasst werden, dass man den Patienten in ein geeignetes Spital, nach Möglichkeit mit Stroke Unit (= Schlaganfallzentrum), bringt.**
Wichtig: Rufen Sie auch dann die Rettung, wenn der Betroffene vom Alter her nicht dem klassischen Schlaganfallpatienten entspricht! Denn in seltenen Fällen können auch jüngere Menschen einen Schlaganfall erleiden. Da dies allerdings oft nicht in Erwägung gezogen wird, dauert es laut Statistik beispielsweise bei Männern unter 40 Jahren durchschnittlich am längsten, bis sie eine adäquate medizinische Versorgung erhalten.
→ **Notieren Sie für den Neurologen (= Facharzt für Nervenheilkunde) den Zeitpunkt des Schlaganfalls und die Namen aller Medikamente, die der Patient einnimmt.**

→ Bei einem Schlaganfall ist der direkte Weg sofort ins Spital enorm wichtig!

→ Wenn Sie nicht sicher sind, ob es sich bei den Symptomen um einen Schlaganfall handelt, kann Ihnen dieser kleine Frühtest Aufschluss geben:

  → Bitten Sie den Patienten, zu lächeln! Hatte er einen Schlaganfall, kann er nicht lächeln.

  → Bitten Sie ihn, einen einfachen Satz nachzusprechen! Nach einem Schlaganfall wird ihm das nur eingeschränkt möglich sein.

  → Fordern Sie ihn auf, beide Arme zu heben! Bei einem Schlaganfall wird er das nicht oder nur teilweise können.

  → Der Patient kann aufgrund der einseitigen Körperlähmung, die auch ein Bein betrifft, nicht sicher stehen und gehen.

Dies sind ungefähre Richtlinien, die auf einen Schlaganfall hindeuten, eine Diagnose durch den Facharzt aber nicht ersetzen können. Im Zweifelsfall rufen Sie unbedingt die Rettung! Besser einmal zu vorsichtig sein als ein Leben riskieren!

Rufen Sie rasch die Rettung!

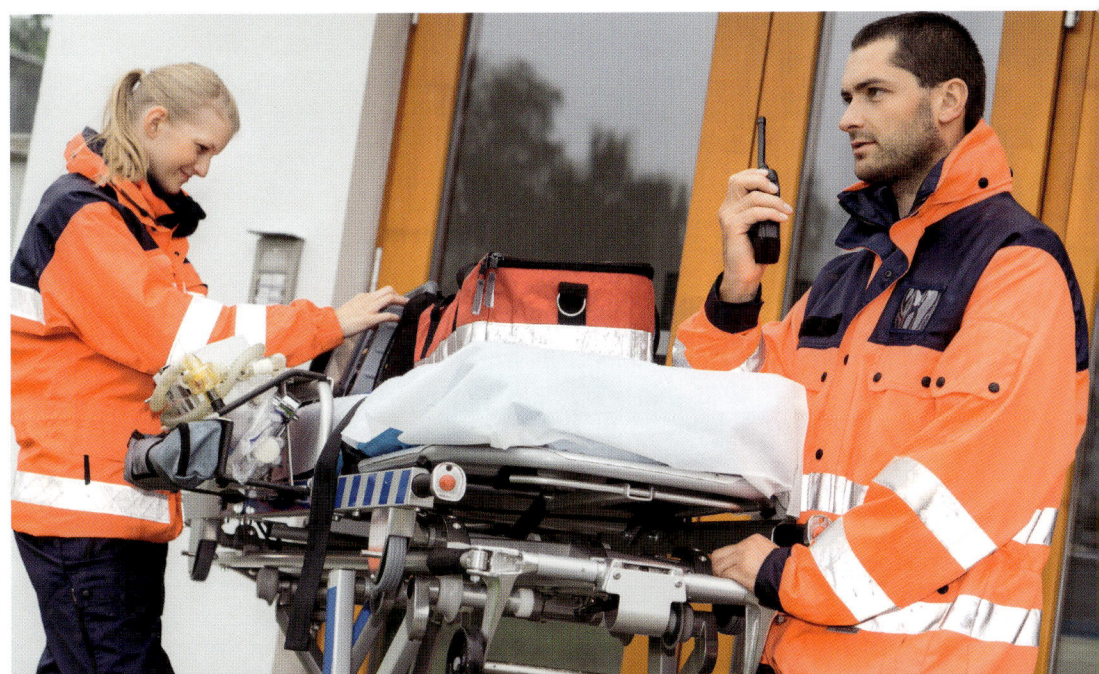

Ihre Fragen – unsere Antworten

→ *Welche Symptome sind typisch für einen Schlaganfall?*
Die häufigsten Symptome sind Probleme beim Sprechen und Verstehen, Schwäche meist auf einer Körperseite (hängender Mundwinkel, Arm und Bein können nicht bewegt werden) und Taubheitsgefühl (ebenfalls meist halbseitig) in Gesicht, Arm und Bein. Weitere Anzeichen können Sehstörungen (halbseitige Gesichtsfeldeinschränkung oder Doppelbilder), Gangunsicherheit, Schwindel sowie in seltenen Fällen schlagartig auftretende, heftigste Kopfschmerzen sein.
Manche dieser Symptome können auch andere Ursachen haben, allerdings sollte man sicherheitshalber immer von einem Notfall ausgehen.

→ *Gehen die Symptome von selbst wieder vorbei?*
Bei einem „echten" Schlaganfall halten die Symptome an. Handelt es sich um eine TIA (= „Schlagerl"), verschwinden die Symptome nach Minuten oder einigen Stunden wieder. Das bedeutet aber nicht, dass man dann zur Tagesordnung übergehen kann. Ein „Schlagerl" ist ein überaus ernst zu nehmendes Ereignis, auf das häufig in den Tagen oder Wochen danach ein „richtiger" Schlaganfall folgt. Jeder Schlaganfall – auch das „Schlagerl" – ist ein Notfall!

→ *Warum kommt es nur in seltenen Fällen zu Kopfschmerzen?*
Da das Gehirngewebe unempfindlich ist, verursacht ein Hirninfarkt keine Schmerzen. Wenn hingegen ein Aneurysma reißt
und eine Hirnblutung vorliegt, so drückt das ausgetretene Blut
auf die Hirnhäute, die extrem schmerzempfindlich sind. Daher
setzen ganz plötzlich rasende Kopfschmerzen ein.

→ *Wie soll ich reagieren, wenn neben mir jemand einen Schlaganfall erleidet?*
Sofort die Rettung rufen! Bis zum Eintreffen der Rettung die
Uhrzeit des Schlaganfalls notieren und – falls bekannt – die
Namen aller Medikamente aufschreiben, die der Patient einnimmt. Das Zeitfenster für eine Behandlung beträgt 4,5 Stunden, daher ist jede Zeitverzögerung lebensgefährlich!

→ *Spielt es eine Rolle, ob jemand nach einer Stunde oder nach
vier Stunden behandelt wird?*
Ja. Je früher die Akutbehandlung einsetzt, umso mehr Hirn-
funktionen können erhalten werden.

Ursachen und Risikofaktoren

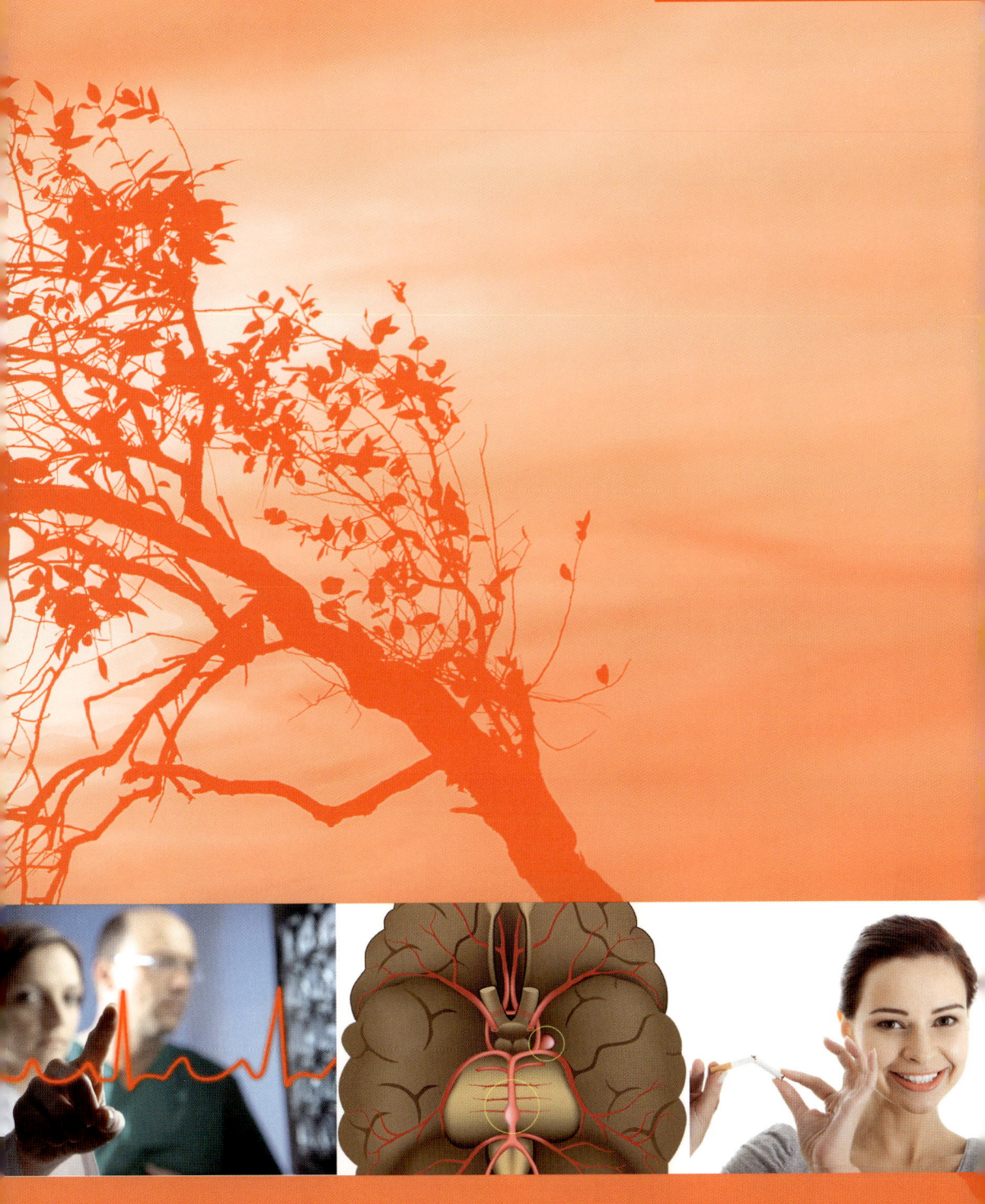

KAPITEL 3

Schlaganfall – was steckt dahinter?

Es ist Freitag Nachmittag. Der letzte Arbeitstag ist vorbei, Montag beginnt Wolfgangs Urlaub. Er will ihn noch am Freitag mit einer Radtour, die er gemeinsam mit ein paar Freunden unternimmt, „einläuten". Radfahren ist für den leicht übergewichtigen 50-jährigen Außendienstmitarbeiter ein angenehmer Ausgleich zur Arbeit. Zusätzlich kann man damit ja auch ein paar überflüssige Kilos loswerden.

Beim Radfahren bekommt er nach einiger Zeit plötzlich massive Nackenschmerzen. Er will sie ignorieren, kann dann aber nicht mehr weiterfahren. „Sollen wir deine Frau anrufen?", fragen die Freunde besorgt. Natürlich würde er am liebsten nach Hause fahren. Aber er will schließlich nicht als „Weichei" gelten. Daher winkt er ab und geht mit den anderen auf ein Bier. Als die Schmerzen aber immer stärker werden, lässt er sich doch von seiner Frau abholen.

Zu Hause sind die Beschwerden dann weg, erst am Abend setzen die Kopfschmerzen umso heftiger wieder ein. Als auch am Samstag in der Früh noch keine Besserung eingetreten ist und zusätzlich der Nacken ganz steif geworden ist, sucht Wolfgang einen Arzt auf, der ihn ins nächstgelegene Spital schickt. Dort hegt man sofort den Verdacht auf eine Gehirnblutung und lässt ihn in ein Schlaganfallzentrum bringen. Eine Computertomografie und eine Angiografie zeigen dann, dass tatsächlich eine Gehirnblutung vorliegt,. verursacht durch das Platzen eines Aneurysmas.

Da das Aneurysma an einer gut zugänglichen Stelle liegt, entscheidet man sich für ein Coiling als Behandlung. Eine hauchdünne Spirale wird zur Gefäßausbuchtung vorgeschoben, um es zu verschließen. Der Eingriff verläuft gut und es bleiben weder Lähmungen noch Sprechstörungen zurück.

Als Wolfgang nach drei Wochen wieder zur Arbeit geht, stellt sich allerdings heraus, dass er als Folgeerscheinung des Schlaganfalls noch Probleme mit der Konzentration und der Merkfähigkeit hat. Darüber hinaus bemerkt seine Frau eine Veränderung seiner Persönlichkeit. Er ist teilnahmslos und apathisch. Beide machen sich große Sorgen, dass dies so bleiben könnte und Wolfgang eventuell nicht mehr voll arbeitsfähig sein wird. Doch die behandelnden Ärzte und der Neuropsychologe beruhigen: Defizite in der Konzentration und Merkfähigkeit sowie Teilnahmslosigkeit sind Anzeichen eines vorübergehenden Psychosyndroms, das organisch durch die Blutung im Gehirn ausgelöst wird. Solche „Nachwehen" stellen sich oft nach Beendigung der Therapie ein und man bemerkt sie erst im Alltag.

Die komplette Rehabilitation dauert folglich mehrere Monate. Danach kehrt Wolfgang allerdings in seinen Beruf als Außendienstmitarbeiter zurück und geht auch wieder seinem langjährigen Hobby nach – als Fußballtrainer für Jugendliche.

Ein Schlaganfall tritt zwar aus heiterem Himmel auf – ohne Vorzeichen, die auf eine langsame Entwicklung der Krankheit hindeuten. Ob es Sie trifft oder nicht, ist aber trotzdem in den meisten Fällen kein unabdingbares Schicksal. Denn auch wenn das Ereignis schlagartig eintritt, so liegen einem Gehirnschlag doch fast immer länger bestehende Gesundheitsstörungen zugrunde.

Wie Sie bereits in Kapitel 1 lesen konnten, unterscheiden wir beim Entstehungsmechanismus eines Schlaganfalls zwei Hauptformen:

→ den **ischämischen Schlaganfall** mit **Verschluss einer Gehirnarterie,** der mit 80% die häufigste Form der Erkrankung darstellt
→ den **hämorrhagischen Schlaganfall,** bei dem es durch Platzen einer Gehirnarterie (intrazerebrale Blutung = ICH) oder eines Aneurysmas (subarachnoidale Blutung = SAB, siehe *Seite 18)* zu einer **Gehirnblutung** kommt

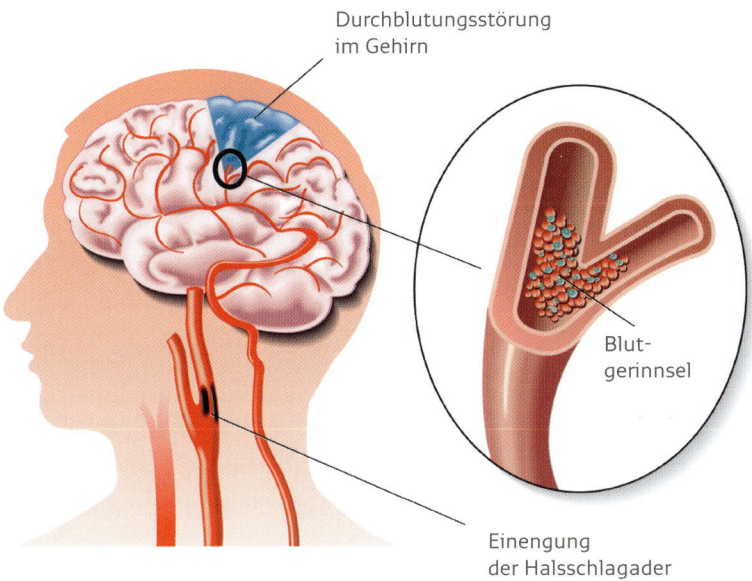

Durchblutungsstörung
im Gehirn

Blut-
gerinnsel

Einengung
der Halsschlagader

Welche Ursachen führen zu einem ischämischen Schlaganfall?

Bei einem ischämischen Schlaganfall kommt es durch Blockade einer Gehirnarterie zu einer Unterbrechung der Blutzuleitung und zu einer Minderversorgung des betroffenen Gehirn-
bereichs. Ursache ist entweder eine Verengung der Arterie
(Stenose) bis zum vollständigen Verschluss oder ein Blutgerinnsel, das die Arterie verstopft.

Das Blutgerinnsel kann sich entweder direkt in der betroffenen
Gehirnarterie bilden oder von einer vorgeschalteten Arterie
(z.B. Aorta oder Halsschlagader) über den Blutstrom ins Gehirn
geschwemmt werden (Embolie von Arterie zu Arterie).

In seltenen Fällen wird nicht eine Gehirnarterie, sondern eine
Gehirnvene durch ein Gerinnsel (Thrombus) verschlossen, was
ebenfalls zu einem Schlaganfall führt. Man spricht dann von
einer Sinusvenenthrombose.

Wissen in Kürze:

Arterien und Venen

Unser Blut fließt in einem Kreislauf durch den ganzen Körper. Als Transportweg dienen Blutgefäße (Arterien und Venen). **Arterien** sind jene Adern, die vom Herzen wegführen und das mit Sauerstoff und Nährstoffen angereicherte Blut zu den inneren Organen, ins Gehirn, zu den Muskeln etc. transportieren.

Arterien werden auch als Schlagadern bezeichnet; man kann dort, wo sie gut zu ertasten sind, den Herzschlag spüren. Die größte Schlagader ist die am Herzen entspringende Aorta, sie ist der wichtigste Versorgungskanal im Körper.

Venen sind Blutgefäße, die das im Körper zirkulierende Blut zurück zum Herzen führen. Durch die Venen fließt sauerstoffarmes Blut, angereichert mit Kohlendioxid (also „verbrauchter Luft") und Zellabbauprodukten.

Das von den Venen transportierte Blut wird wieder zum Herzen geleitet, um über den Lungenkreislauf erneut mit Sauerstoff angereichert zu werden.

Atherosklerose – Grundlage für Gefäßverschluss

Die Basis für den ischämischen Schlaganfall aufgrund eines Arterienverschlusses ist in den allermeisten Fällen eine Atherosklerose, im Volksmund auch „Gefäßverkalkung" genannt. Durch die Ablagerung von Blutfetten (in erster Linie von „schlechtem" LDL-Cholesterin), Bindegewebe und kalkhaltigem Material wird die Gefäßwand verdickt und verhärtet, was zu einer Gefäßverengung (Stenose) führt. Zusätzlich bilden sich kleine „Polster" (Plaques) an der Gefäßwand.

Diese Plaques engen das Gefäß weiter ein, können aber auch aufbrechen. In diesem Fall verklumpen sich Blutplättchen zu

Blutpfropfen, um die „Verletzung" zu reparieren (siehe auch „Blutgerinnung", *Seite 64)*. Verschließt so ein Blutpfropf (Gerinnsel oder Thrombus genannt) eine Gehirnarterie, wird damit die Blutzuleitung zum Gehirn und dessen Versorgung unterbrochen. Nach neuesten wissenschaftlichen Erkenntnissen sind bei diesem Prozess des „Aufplatzens" (Plaqueruptur) Entzündungs- und Immunfaktoren entscheidend beteiligt.

Da Atherosklerose als Folge der natürlichen Gewebealterung und der jahrelangen Schädigung der Gefäße mit dem Alter zunimmt, sind auch vom ischämischen Schlaganfall hauptsächlich ältere Menschen betroffen.

Die meisten Risikofaktoren können beeinflusst werden

Alle Faktoren, die eine Atherosklerose begünstigen, stellen Risikofaktoren für den ischämischen Schlaganfall dar.

Risikofaktoren für einen ischämischen Schlaganfall

Die schlechte Nachricht: Manche Risikofaktoren, wie zunehmendes Alter oder männliches Geschlecht, sind nicht veränderbar.

Die gute Nachricht: Die meisten Risikofaktoren sind beeinflussbar und können verringert oder ganz ausgeschaltet werden.

Denken Sie daran: Je weniger Gefährdungen insgesamt zusammenkommen, umso geringer ist die Gefahr für einen Hirnschlag. Selbst wenn nicht vermeidbare Risikofaktoren vorliegen, können Sie die Schlaganfallgefahr durch die Beeinflussung der veränderbaren Faktoren deutlich verringern.

Die wichtigsten veränderbaren Risikofaktoren

→ **Bluthochdruck**

Hoher Blutdruck wird nicht umsonst als „stiller Killer" bezeichnet. Denn man bemerkt ihn kaum, gleichzeitig stellt lange Zeit bestehender und unbehandelter hoher Blutdruck (Hypertonie) die größte Gefahr für einen Hirnschlag dar. Mehr als die Hälfte aller Schlaganfälle wird durch Bluthochdruck verursacht. Denn je höher der Druck innerhalb einer Arterie ist, umso mehr wird das Gefäß belastet und die innere Gefäßwand geschädigt. An den schadhaften Stellen können sich „Plaques" bilden und die Arterie einengen. Cholesterinablagerungen an den Gefäßwänden und direkte Gefäßschädigung durch Rauchen verschlimmern die Situation noch weiter.

Das Tückische am Bluthochdruck: Er bereitet zumeist keine Beschwerden. Daher können Sie nur mithilfe regelmäßiger Messungen beim Arzt und zu Hause herausfinden, wie gefährdet Sie sind.

Wann spricht man von Hypertonie?

Idealer Wert: < 120/< 80
Normaler Wert: 120–129/80–84
Hochnormaler Wert: 130–139/85–89
Bluthochdruck Grad 1: 140–159/90–99
Bluthochdruck Grad 2: 160–179/100–109
Bluthochdruck Grad 3: ≥ 180/≥ 110

Quelle: Österr. Schlaganfallgesellschaft

Es besteht eine lineare Beziehung zwischen der Höhe des Blutdrucks und dem Schlaganfallrisiko, wobei hier der systolische, also der erste Blutdruckwert von Bedeutung ist.

Zumeist ist eine einzelne Blutdruckmessung nicht aussagekräftig. Am besten ist es, zwei Wochen lang täglich zweimal immer zur selben Zeit (morgens und abends) zu messen und die Werte in eine Tabelle oder einen Blutdruckpass einzutragen. Ergibt mehr als die Hälfte der Messungen einen Wert über 130/85, so sollten Sie bereits entsprechende Lebensstilmaßnahmen (siehe *Seite 80)* ergreifen, um das Erkrankungsrisiko zu verringern. Lässt sich der Druck durch Lebensstilmaßnahmen nicht senken oder liegt er über dem hochnormalen Wert, sollten Sie mit Ihrem Arzt eine medikamentöse Behandlung besprechen (Näheres darüber im Kapitel „Vorbeugung" *ab Seite 68).*

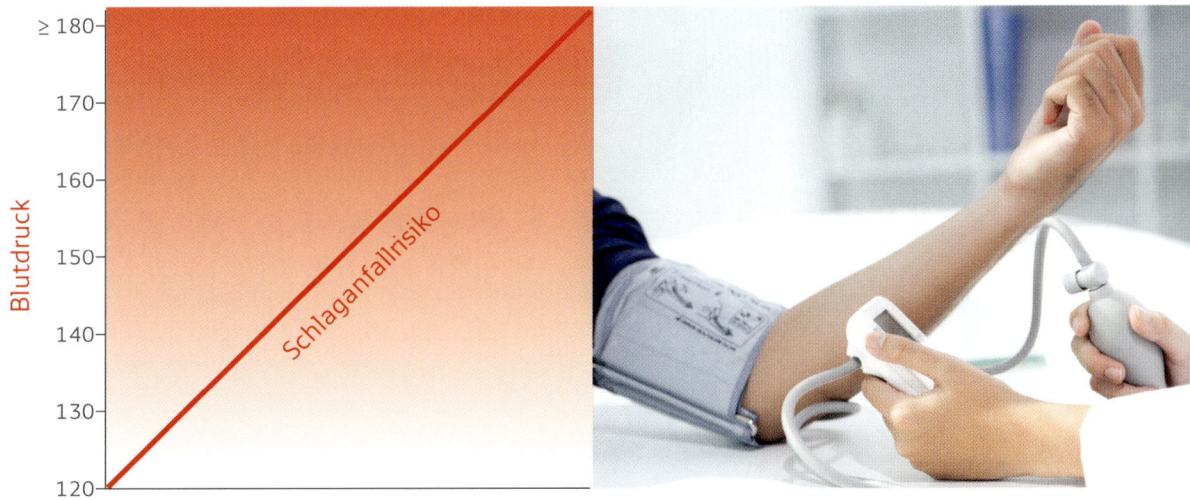

Die Schlaganfallgefahr steigt linear mit dem Blutdruck. Daher regelmäßig messen und Hypertonie unter Kontrolle bringen!

→ Hohe Blutfettwerte

Die wichtigsten Blutfette, die unsere Gesundheit beeinflussen, sind Cholesterin und Triglyzeride. In erster Linie schaden hohe LDL-Cholesterinwerte den Gefäßen und führen zu Atherosklerose, in zweiter Linie auch Triglyzeride.

Cholesterin ist ja keineswegs grundsätzlich schlecht, wir brauchen es für viele Körperfunktionen. Vor allem das „gute" HDL-Cholesterin wirkt sich positiv auf die Gesundheit der Gefäße aus. Das „schlechte" LDL-Cholesterin hingegen schadet den Gefäßen und sollte möglichst niedrig gehalten werden.

Wenn die Konzentration von LDL-Cholesterin und Triglyzeriden im Blut zu hoch ansteigt, kann sich das Fett an den Gefäßwänden ablagern und zu Atherosklerose führen. Zusätzlich kann Fett die Entstehung von Entzündungen in den Gefäßen fördern, die ihrerseits die Gerinnung des Blutes aktivieren. Das Blut verliert also seine optimalen Fließeigenschaften und gerät leichter ins „Stocken". (Näheres zur Blutgerinnung siehe *Seite 64.*)

Ideale Blutfettwerte für Gesunde:

→ „Gutes" **HDL-Cholesterin** sollte im Normalfall höher als 50 mg/dl sein.

→ „Schlechtes" **LDL-Cholesterin** sollte unter 130 mg/dl betragen.

→ **Triglyzeride:** unter 150 mg/dl

Quelle: Österr. Schlaganfallgesellschaft

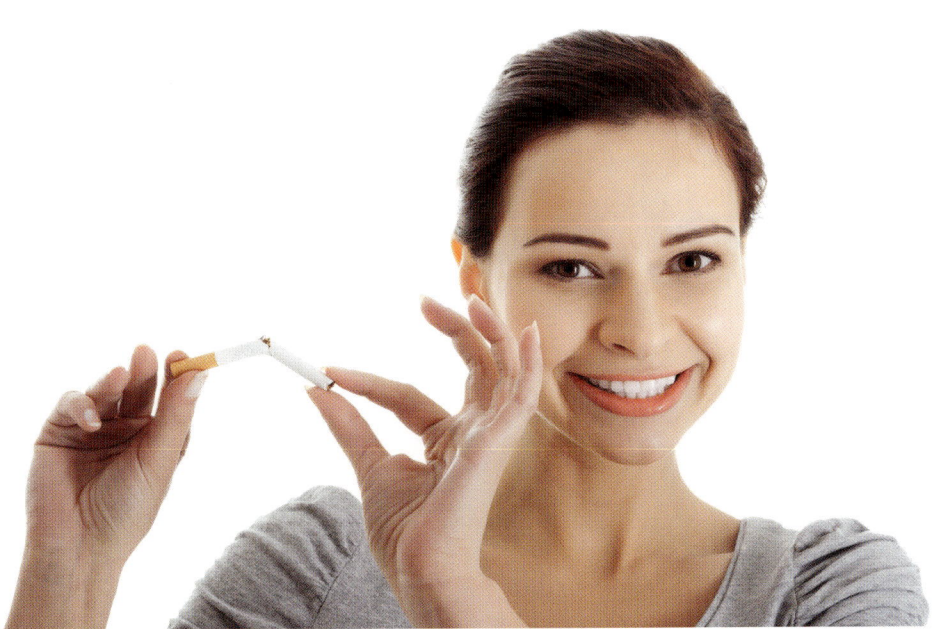

Schluss mit dem Rauchen, das gleich auf mehrfache Weise die Gefahr für einen Schlaganfall erhöht!

→ Rauchen

Bei Rauchern treffen gleich mehrere Risikofaktoren für einen Schlaganfall aufeinander:

1. Mit jeder Zigarette wird Kohlenmonoxid aufgenommen, das zur ständigen Reizung der Gefäßinnenwände führt. Dadurch werden die Gefäßwände geschädigt und auch die Entstehung von Atherosklerose wird gefördert. Wie bereits erwähnt, können sich an schadhaften Stellen leichter „Plaques" (Ablagerungen an den Blutgefäßwänden) bilden und die Gefahr für das Aufplatzen eines Gefäßes ist dort eher gegeben.

2. Nikotin begünstigt die Entwicklung von Bluthochdruck, der seinerseits wieder den größten Risikofaktor für einen Gehirnschlag darstellt.

3. Bei Rauchern neigen die Blutplättchen eher zum Verklumpen, was häufig Durchblutungsstörungen zur Folge hat.

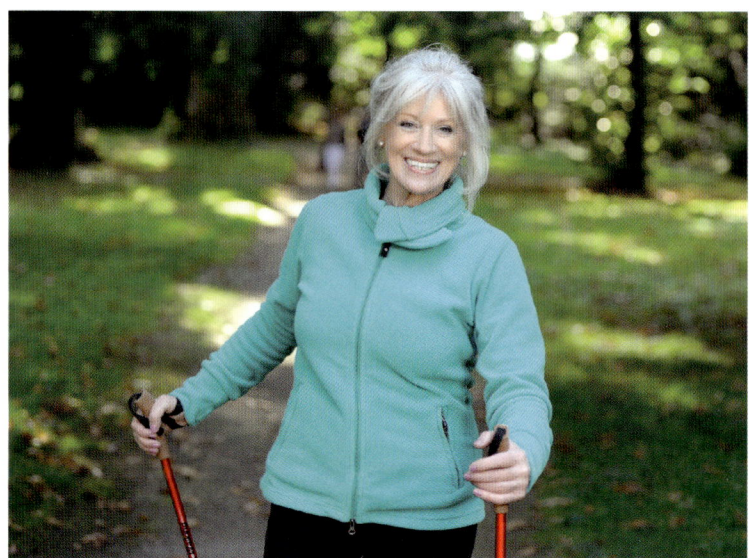
Körperliche Aktivität zahlt sich aus

→ **Bewegungsmangel**

Couch-Potatoes haben eindeutig ein höheres Risiko für Gefäßerkrankungen als Menschen, die körperlich aktiv sind. Es besteht ein erwiesener Zusammenhang zwischen Bewegung und Cholesterinwerten, Blutdruck, den Fließeigenschaften des Blutes sowie Entzündungsprozessen. Wer sich nicht bewegt, hat bei den genannten Faktoren eindeutig schlechtere Karten. Umgekehrt kann man durch regelmäßige körperliche Aktivität dies alles positiv beeinflussen und das Fortschreiten von Gefäßveränderungen bremsen (siehe dazu Kapitel „Vorbeugung", *Seite 89).*

→ **Hormonelle Einflüsse**

Östrogenzufuhr durch Verhütungsmittel bzw. durch eine Hormonersatztherapie in den Wechseljahren beeinflusst die Fließeigenschaften des Blutes negativ und kann die Entstehung von Thrombosen (Blutgerinnsel) begünstigen – vor allem dann, wenn die betroffene Frau noch dazu raucht.

Mit einer Änderung des Lebensstils kann Risiko-
faktoren zu einem guten Teil gegengesteuert werden

Krankheiten als Risikofaktoren

→ **Atherosklerose**

Wie bereits zuvor näher ausgeführt, ist eine „Gefäßverkalkung"
vielfach die Grundlage für einen ischämischen Schlaganfall.

→ **Diabetes mellitus („Zuckerkrankheit")**

Zuckerkranke haben ein wesentlich höheres Risiko, einen
Schlaganfall oder Herzinfarkt zu erleiden als Nicht-Diabetiker.
Denn Diabetes fördert die Entstehung von Atherosklerose.
Aufgrund überhöhter Konzentrationen von Blutzucker, aber
auch von Blutfetten treten Ablagerungen und Gefäßverschlüsse bei Diabetikern öfter, früher und stärker auf als bei Nicht-
Diabetikern. In den ersten Jahren der Diabeteserkrankung sind
von der „Verkalkung" vor allem größere Gefäße betroffen, was
die Schlaganfallgefahr deutlich erhöht. Später kommt es auch
zur Verengung kleiner Gefäße.

Durchschnittlich erleiden Menschen mit (unbehandeltem) Diabetes zwei- bis viermal so oft einen Schlaganfall wie Nicht-
Diabetiker. Kommen noch weitere Risikofaktoren wie Rauchen, Bluthochdruck etc. hinzu, so steigt die Gefahr drastisch
an.

**Grund genug, sich frühzeitig einer adäquaten Behand-
lung zu unterziehen und zusätzlich mit Lebensstilmaßnahmen gegenzusteuern (siehe *Seite 89*)! Denn es geht
nicht „nur" um Ihren Diabetes ...**

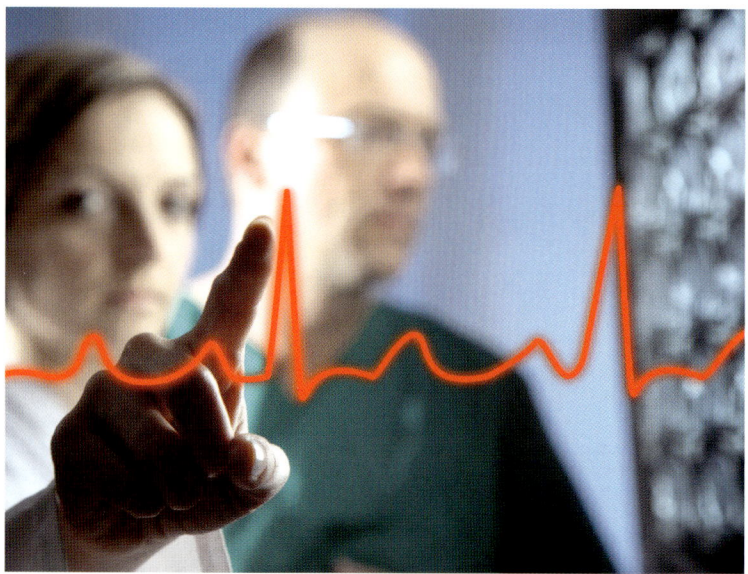

Durch Vorhofflimmern können sich leichter Blutgerinnsel bilden

→ **Vorhofflimmern**

Jeder fünfte Schlaganfall wird durch Vorhofflimmern verursacht. Vorhofflimmern ist die häufigste Herzrhythmusstörung, bei der das Herz gleichsam aus dem Takt gerät. Unser Herz besteht aus vier Kammern: zwei Vorhöfen und zwei Herzkammern. Die Vorhöfe ziehen sich zusammen und pumpen so das Blut in die Herzkammern, von wo es weiter in den Körperkreislauf gelangt. Bei einer gleichmäßigen Pumpbewegung schlägt das Herz in einem natürlichen Rhythmus.

Fehlerhafte elektrische Signale führen jedoch dazu, dass sich die Herzkammern zwar im normalen Rhythmus zusammenziehen, die Vorhöfe aber zu schnell und unregelmäßig – sie „flimmern". Auf diese Weise staut sich das Blut und das Herz verliert an Pumpkraft. Man spricht von Vorhofflimmern.

Durch den Blutstau können sich in den Vorhöfen Blutgerinnsel bilden. Wenn sich diese lösen, wandern sie mit dem Blutstrom ins Gehirn und blockieren dort eine für die Versorgung lebenswichtige Arterie. Es kommt zu einem Schlaganfall.

Warum ist Vorhofflimmern so gefährlich?

→ Vorhofflimmern erhöht das Risiko für einen Hirnschlag durchschnittlich um das Fünffache. Eine adäquate Behandlung des Vorhofflimmerns verringert die Gefahr, zusätzliche gefäßschädigende Faktoren hingegen erhöhen das Risiko.

→ Schlaganfälle, die durch Vorhofflimmern ausgelöst werden, sind besonders schwerwiegend. Zumeist sind es große Gerinnsel aus dem Herzen, die dann einen großen Bereich im Gehirn blockieren.

→ Schlaganfälle aufgrund von Vorhofflimmern enden häufiger mit dem Tod.

→ Patienten, die überleben, haben öfter mit größeren Komplikationen zu rechnen.

→ **Rheumatische Erkrankungen**

Rheuma ist in den meisten Fällen mit einer Entzündung verbunden. Durch die Entzündung wird die Blutgerinnung aktiviert, daher bilden sich leichter Klumpen – also Gerinnsel (Thromben) – im Blut.

→ **Tumoren**

Auch bei Tumorerkrankungen liegt eine Entzündung vor, die das Gerinnungssystem ankurbelt.

Hoher Druck in den Gefäßen kann zum Platzen einer Arterie führen

→ **Vaskulitis (Gefäßwandentzündung)**

Kommt eher selten vor. Meist ist eine Autoimmunerkrankung, bei der sich die Immunabwehr gegen den eigenen Körper richtet, der Auslöser für diese Erkrankung. Aber auch Infektionskrankheiten wie Herpes Zoster (Gürtelrose) oder Borreliose (durch Zecken übertragen) können zu einer Entzündung und damit Schädigung der Gefäßwand führen.

→ **Arteriendissektion**

Zählt ebenfalls zu den seltenen Ursachen für einen Schlaganfall. So kann beispielsweise durch eine schwere Kopfverletzung die innerste der drei Arterienschichten einreißen. In der Folge tritt Blut in die Gefäßwand ein und es kommt zu einem Auseinanderspreizen der Gefäßwandschichten (Dissektion). Vor allem bei jüngeren Menschen, die nicht unter Atherosklerose leiden, spielt dieser Mechanismus eine nicht ganz so seltene Rolle.

Welche Ursachen führen zu einer Gehirnblutung?

Zerreißt eine Arterie im Gehirn, so tritt unter hohem Druck Blut aus der Arterie aus und dringt in das Gehirngewebe ein. Man spricht von einer **intrazerebralen Blutung (ICH).** Platzt ein **Aneurysma,** so handelt es sich um eine so genannte sub-arachnoidale Blutung (SAB), bei der sich das ausgetretene Blut an der Gehirnoberfläche ausbreitet.

Wie kommt es zum Platzen einer Arterie?

→ durch Bluthochdruck, eventuell kombiniert mit ...
→ ... der Einnahme von blutverdünnenden Medikamenten bzw. gestörter Blutgerinnung
→ durch eine brüchige Gehirnarterie

→ Risikofaktor Bluthochdruck (Hypertonie):

Lange bestehender Bluthochdruck ist auch die Hauptursache für intrazerebrale Blutungen. Durch den hohen Druck in den Gefäßen werden im Laufe der Jahre die Wände der Gehirnarterien geschädigt. Nach jahrelangem Verschleiß sind diese Gefäßwände oft so geschwächt, dass sie zerreißen.

→ Risikofaktor blutverdünnende Medikamente:

Die Einnahme blutverdünnender Medikamente beugt z.B. bei Vorhofflimmern (siehe *Seite 60)* dem Verschluss einer Gehirnarterie und damit einem ischämischen Schlaganfall vor. Daher ist diese Behandlung für viele Menschen lebenswichtig. Gleichzeitig kann die gehemmte Blutgerinnung vor allem in Kombination mit Bluthochdruck fallweise eine Hirnblutung auslösen.

Kleine Gefäßschäden, die durch hohen Blutdruck entstehen, werden normalerweise durch geronnenes Blut abgedichtet. Bei verringerter Blutgerinnung „stockt" das Blut nicht und die Gefäßverletzung kann nicht repariert werden. Blut tritt aus dem Gefäß aus.

Diese potentielle Nebenwirkung sollte kein Grund sein, die vom Arzt verordnete lebenswichtige blutverdünnende Medikation abzusetzen! Jedoch sind in diesem Fall die vorgeschriebenen regelmäßigen ärztlichen Kontrollen, Einnahmemodalitäten und sonstigen Anweisungen des behandelnden Arztes strikt einzuhalten! Darüber hinaus gilt es, Gefäßschäden durch die Behandlung von Bluthochdruck zu vermeiden.

→ **Risikofaktor brüchige Arterie:**
Durch Bluthochdruck, aber auch durch Gefäßerkrankungen kann die Arterienwand brüchig werden und das Gefäß schließlich zerreißen.

Wissen in Kürze:

Was versteht man unter Blutgerinnung?
Bestimmte Bestandteile im Blut (Gerinnungsfaktoren) sorgen dafür, dass bei einer Verletzung das Blut vorübergehend „stockt", also gerinnt. Damit werden verletzte Blutgefäße verschlossen und ein vielleicht lebensgefährlicher Blutverlust wird verhindert. Ist die Blutgerinnung zu stark oder das Blutgefäß verengt, so kann das Blut nicht normal durchfließen und es besteht die Gefahr einer Blockade. Ist die Blutgerinnung zu schwach, kann es schon bei kleinsten Verletzungen zu gefährlichem Blutverlust kommen.

Wie kommt es zum Platzen eines Aneurysmas?

Von einem Aneurysma spricht man, wenn sich die Gefäßwand einer Arterie ausweitet. Solche „Aussackungen" können angeboren oder erworben sein. Zumeist ist jener Bereich der Gefäßwand erweitert, dessen Gewebe bereits geschwächt ist. Zu dieser Schädigung des Gewebes tragen Bluthochdruck, erhöhte Blutfettwerte und Rauchen bei.

Aneurysmen entwickeln sich über Jahre. Je größer ein Aneurysma ist, umso höher ist die Gefahr, dass es durch den Druck in der Arterie reißt.

Aneurysma

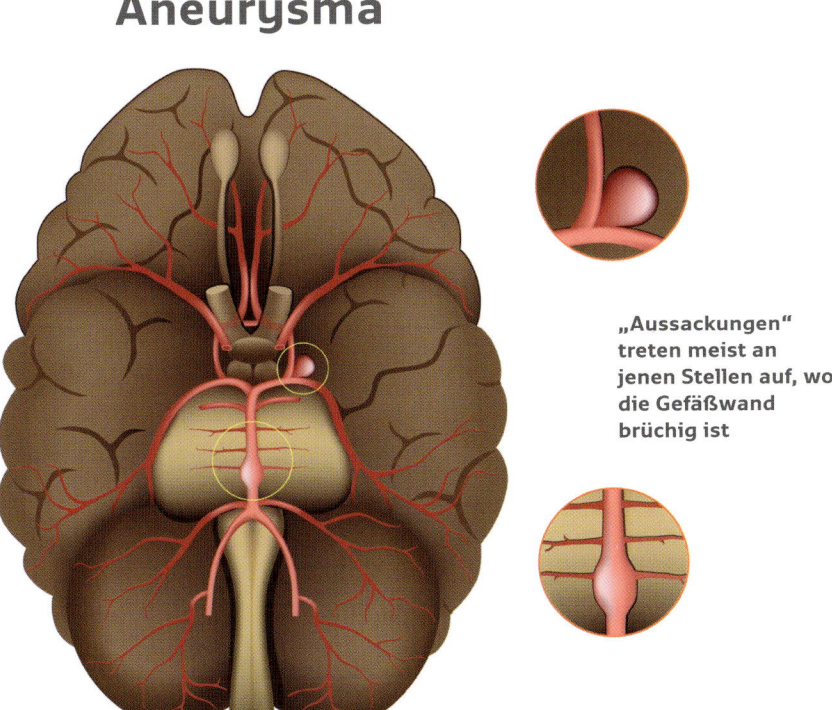

„Aussackungen" treten meist an jenen Stellen auf, wo die Gefäßwand brüchig ist

Ihre Fragen – unsere Antworten

→ *Wodurch kommt es zu einem Schlaganfall?*
In den meisten Fällen führt der Verschluss einer Gehirnarterie zu einer Unterbrechung der Versorgung des betroffenen Bereiches und damit zu einem Schlaganfall. Seltener ist eine Hirnblutung die Ursache. Es kann entweder eine Gehirnarterie selbst platzen oder ein Aneurysma, also eine Ausbuchtung an der Gefäßwand.

→ *Wie entsteht ein Blutgerinnsel?*
Als Folge einer Verletzung an der Gefäßwand verklumpen sich die Blutplättchen zu einem Blutpfropf (Blutgerinnsel oder Thrombus), um die verletzte Stelle zu schließen und zu reparieren. Das passiert beispielsweise, wenn so genannte Plaques, die durch Atherosklerose entstehen, aufbrechen. Verschließt ein solches Blutgerinnsel eine Gehirnarterie, kommt es zu einem Gehirnschlag. Es können aber auch Blutgerinnsel von anderen Arterien durch den Blutfluss ins Gehirn geschwemmt werden und dort einen Schlaganfall auslösen (Embolie von Arterie zu Arterie).

→ *Warum sind alte Menschen stärker gefährdet, einen Schlaganfall zu erleiden?*
Einerseits werden Gefäßwände altersbedingt schwächer, andererseits werden Blutgefäße im Laufe eines langen Lebens durch viele Risikofaktoren mehr und mehr geschädigt. Daher ist es umso wichtiger, jene Risikofaktoren auszuschalten, die vermeidbar sind.

→ *Welcher Risikofaktor ist der gefährlichste?*
Am gefährlichsten ist unbehandelter Bluthochdruck – mehr als die Hälfte aller Schlaganfälle wird dadurch verursacht. Durch den hohen Druck in den Arterien werden die Gefäße enorm belastet und letztlich geschädigt. Von Bedeutung ist vor allem der systolische, also der erste Blutdruckwert.
Weitere wichtige Risikofaktoren sind Diabetes, hohe Blutfettwerte (vor allem LDL-Cholesterin), Vorhofflimmern, Rauchen und Bewegungsmangel.

→ Können andere Krankheiten die Gefahr für einen Schlagan-
fall erhöhen?

Durchaus. So ist Atherosklerose („Gefäßverkalkung") die Grundlage für die meisten Gefäßverschlüsse. Auch Diabetiker haben ein deutlich erhöhtes Risiko, da hohe Konzentrationen von Blutzucker die Entstehung von Atherosklerose fördern.

Die dritte extrem gefährliche Krankheit im Hinblick auf Schlaganfall ist Vorhofflimmern. Jeder fünfte Schlaganfall wird durch diese Herzrhythmusstörung ausgelöst. Die Vorhöfe des Herzens ziehen sich bei dieser Erkrankung unregelmäßig zusammen, in der Folge staut sich dort das Blut. Dadurch können sich leicht Blutgerinnsel bilden, die dann mit dem Blutstrom ins Gehirn geschwemmt werden. Da diese Gerinnsel in der Regel recht groß sind, verlaufen solche Schlaganfälle besonders schwerwiegend bzw. enden in 40% aller Fälle sogar mit dem Tod.

→ Beugen blutverdünnende Medikamente einem Schlaganfall
vor oder stellen sie einen Risikofaktor dar?

Sowohl als auch. Die häufigste Form des Schlaganfalls (80%) entsteht durch den Verschluss eines Gefäßes. Dem können blutverdünnende Medikamente wirkungsvoll vorbeugen. Diese Arzneien sind vor allem für Patienten mit Vorhofflimmern lebenswichtig.

Andererseits kann eine starke Hemmung der Blutgerinnung mitunter einen „blutigen" Schlaganfall, also eine Gehirnblutung, auslösen. Daher sollten blutverdünnende Medikamente stets unter regelmäßiger ärztlicher Kontrolle eingenommen und die Dosis niemals eigenmächtig verändert werden. Nur der behandelnde Arzt kann Nutzen und Risiko entsprechend abwägen. Ein eigenmächtiges Absetzen der Medikamente ist jedenfalls keine Alternative!

Vorbeugung

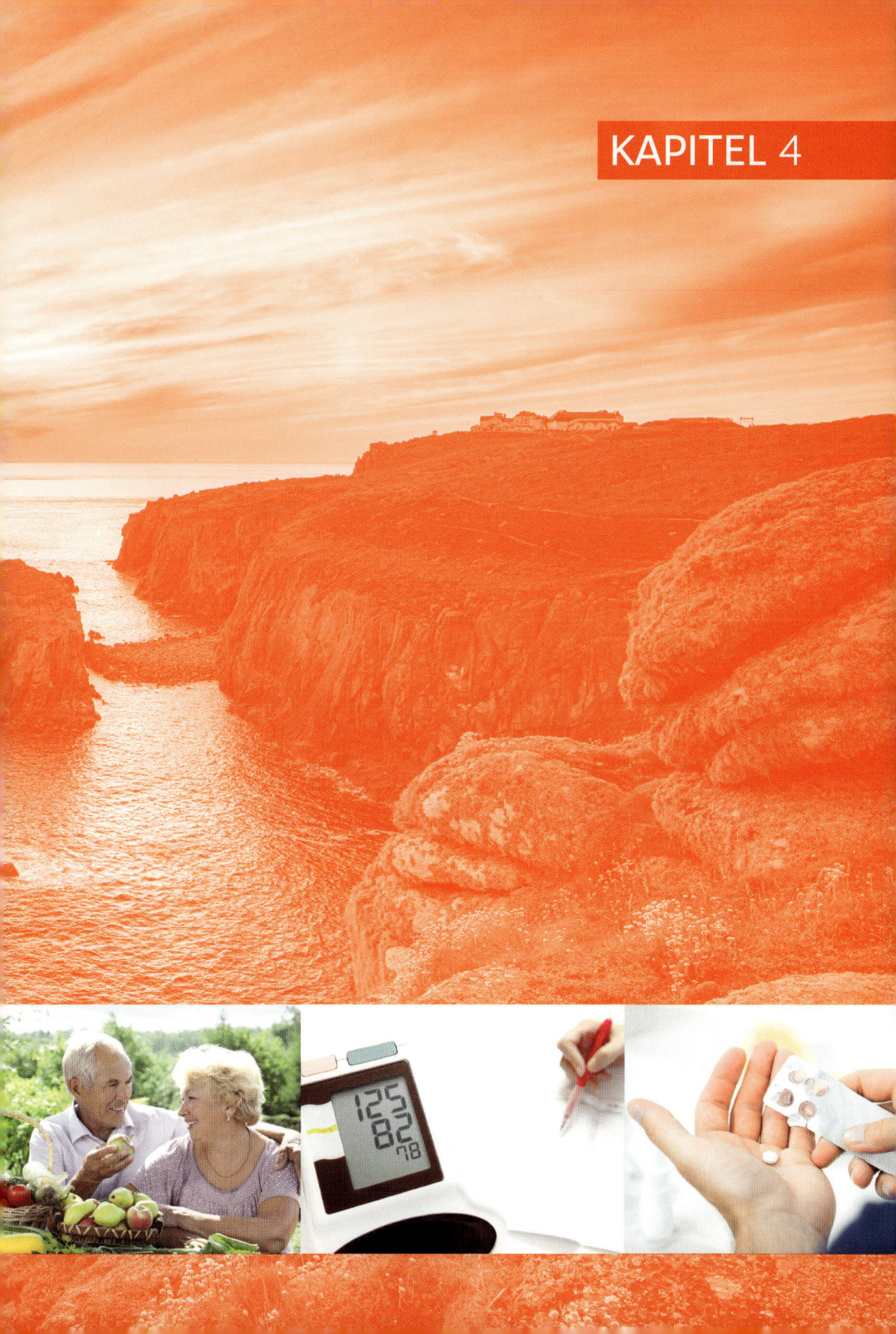

KAPITEL 4

Schlaganfall? Nein, danke! So sorgen Sie vor

„Schon wieder dieses lästige Karpaltunnelsyn-
drom", ärgert sich Claudia, als sie beim Schreiben
am Computer merkt, dass sie mit der linken Hand
die Tasten nicht so spürt wie sonst. Schließlich hat
die 54-jährige Sekretärin bereits ein Karpaltunnel-
syndrom hinter sich. Obwohl sich die Beschwer-
den wieder zurückbilden, lässt sie bei einem Neu-
rologen die Nervenleitgeschwindigkeit messen.
„Alles in Ordnung", beruhigt der Arzt.
Auch Claudia ist beruhigt – bis die Beschwerden
ein paar Tage später wieder auftreten. Da kommt
dann zusätzlich zu den leichten Gefühlsstörun-
gen in der linken Hand auch ein Taubheitsgefühl
im linken Arm und in der linken Gesichtshälfte.
Das erscheint ihr doch eigenartig, zumal sie beim
Karpaltunnelsyndrom ja große Schmerzen hatte,
die jetzt fehlen. „Geh noch einmal zum Neurolo-
gen!", rät ihr eine Kollegin eindringlich. Als sie dem
Arzt diesmal die erweiterten Symptome schildert,
überweist er sie umgehend an ein Schlaganfall-
zentrum.

In der Notaufnahme sind die Beschwerden wieder weg und sie fühlt sich ja sonst ganz gesund. Claudia ist das alles peinlich, sie will nach Hause. Der Neurologe will aber unbedingt noch die Ergebnisse einer Magnetresonanztomografie abwarten. Tatsächlich zeigt sich dort eine Mangeldurchblutung an kleinen Stellen in der rechten Gehirnhälfte. Der Arzt spricht von so genannten Diffusionsstörungen im Rahmen eines „Schlagerls" und einem drohenden „echten" Schlaganfall. Claudia erhält als Sofortmaßnahme umgehend blutverdünnende Medikamente und muss zur Beobachtung im Krankenhaus bleiben. Denn es bestehe die Gefahr für einen Schlaganfall innerhalb der nächsten 48 Stunden, so der Arzt.

Während dieser Zeit erfolgen weitere Untersuchungen, wie Ultraschall der Halsschlagader, Messung des Blutdrucks und Untersuchung auf erhöhte Blutfette. Man entdeckt eine Verengung der rechten Halsschlagader, macht sie auf erhöhten Blutdruck und erhöhte Blut-

fettwerte aufmerksam. Auch die diabetische Stoffwechsellage ist grenzwertig. Aus diesen Risikofaktoren hat sich langsam eine Verengung der Carotis entwickelt und zu einem „Schlagerl" geführt.

Claudia fällt aus allen Wolken. Sie hatte doch nie Beschwerden und ernährt sich fettarm! Daher hat sie es auch nicht für nötig erachtet, Blutdruck oder Cholesterin bestimmen zu lassen. Allerdings erinnert sie sich dann, dass einige ihrer Familienmitglieder mit Cholesterinproblemen zu kämpfen hatten – offenbar war ihr die Neigung dazu in die Wiege gelegt worden.

Die Patientin wird medikamentös eingestellt, die Carotisstenose wird mit einem Stent behandelt. Claudia muss nun alle Werte regelmäßig kontrollieren lassen und sich einmal jährlich zu einem Check-up in einer Stroke Unit einfinden. Um auch in Zukunft vor einem Schlaganfall so weit wie möglich geschützt zu sein.

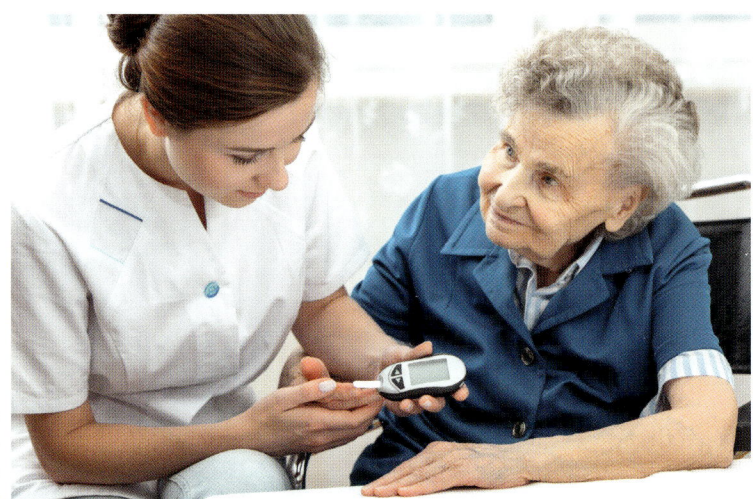

Eine gute Einstellung der Blutzuckerwerte gehört für Diabetiker zur Schlaganfallvorbeugung

In diesem Kapitel spielen Sie, sehr geehrte Leserin, sehr geehrter Leser, die Hauptrolle. In der Vorbeugung eines Schlaganfalls müssen Sie nämlich selbst aktiv werden und Ihrem Körper Gutes tun. Das kann Ihnen niemand abnehmen.

Ein Schlaganfall passiert zwar überfallsartig, dieser „Überfall" ist jedoch in vielen Fällen vermeidbar. Man kann ihm langfristig vorbeugen. Die Vorbeugung besteht in der Reduktion bzw. Ausschaltung der behandelbaren Risikofaktoren durch Lebensstilmaßnahmen und durch Medikamente.

Bei bereits bestehenden Grunderkrankungen wie Bluthochdruck, Diabetes, hohen Blutfettwerten oder Atherosklerose mit starker Gefäßverengung spielen vor allem entsprechende medizinische Maßnahmen (Medikamente, operative Eingriffe etc.) eine wichtige Rolle. Aber der Wille zur ärztlichen Abklärung, zur Einhaltung der Empfehlungen und zur Therapietreue muss von Ihnen ausgehen! Ohne Ihre Mithilfe ist Ihr Arzt machtlos. Zusätzlich unterstützen Lebensstilmaßnahmen die medizinische Behandlung.

Die Vermeidung bestimmter Risikofaktoren können Sie selbst beeinflussen. Lebensstilanpassungen sind hier mindestens so wirksam wie Medikamente! Was Sie alles tun können/sollen, um einen Schlaganfall und damit vielleicht eine dauerhafte Behinderung zu vermeiden, erfahren Sie auf den folgenden Seiten.

Grundsätzlich unterscheidet man in der Vorbeugung (Prävention) zwischen Primärprävention und Sekundärprävention. Unter **Primärprävention** versteht man Vorbeugungsmaßnahmen, um einen ersten Schlaganfall oder ein erstes „Schlagerl" (TIA – transitorische ischämische Attacke) zu verhindern. Ihr Ansprechpartner dafür ist der Hausarzt oder ein Internist.

Bei der **Sekundärprävention** geht es darum, nach einem bereits durchlebten Gehirnschlag oder „Schlagerl" weitere Ereignisse zu vermeiden. Denn jeder Schlaganfall erhöht die Gefahr für einen nachfolgenden Gehirnschlag! Für die Sekundärprävention ist der Neurologe (Facharzt für Nervenheilkunde) zuständig.

In diesem Kapitel widmen wir uns der Primärprävention. Über Maßnahmen zur Vermeidung eines zweiten oder dritten Schlaganfalls (Sekundärprävention) informieren wir Sie im Rahmen des Kapitels „Behandlung" *(ab Seite 116)*.

Wir wissen, dass sich die Betonung von Lebensstilfaktoren in vielen Gesundheitsratgebern findet und man leicht dazu tendiert, darüber „hinwegzulesen". Wegen der gravierenden Folgen, die ein Schlaganfall auslösen kann (z.B. bleibende Behinderungen), möchten wir Ihr Interesse aber besonders auf dieses Kapitel lenken – denn in sehr vielen Fällen kann damit tatsächlich effektiv vorgebeugt werden.

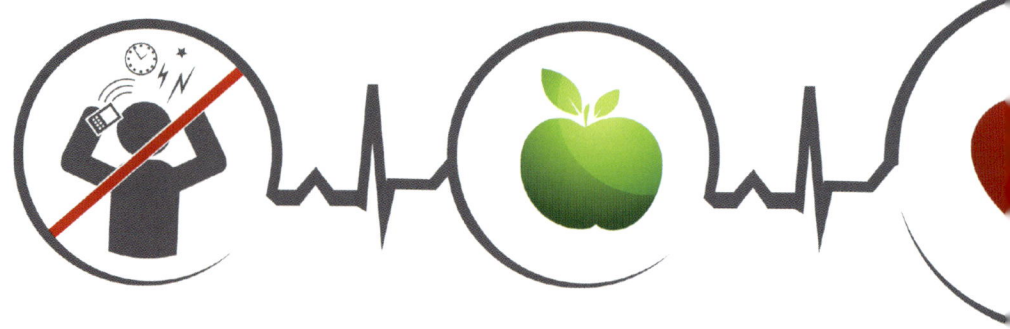

Die Primärprävention – Vermeidung eines ersten Schlaganfalls

Wie bereits im vorigen Kapitel angesprochen, ebnen veränderbare und nicht veränderbare Risikofaktoren den Weg zu einem Gehirnschlag. Je mehr von diesen negativen Einflüssen zusammenkommen, umso kritischer ist die Situation für Sie. Da Sie gegen die unvermeidbaren Risikofaktoren (hauptsächlich Alter und männliches Geschlecht) nichts tun können, müssen Sie diese akzeptieren. Dafür ist es möglich, bei den vermeidbaren Einflüssen vehement gegenzusteuern. Diese Möglichkeit sollte jeder Mensch nutzen! Denn Vorbeugung ist in jedem Fall besser als Heilen.

Mit den in diesem Kapitel angeführten Lebensstilmaßnahmen und Möglichkeiten der medikamentösen Behandlung der Risikofaktoren kann man einer Gefäßverengung entgegenwirken. Die genannten Risikofaktoren fördern nicht nur eine Stenose (Verengung), sondern beeinflussen auch die Zusammenset-

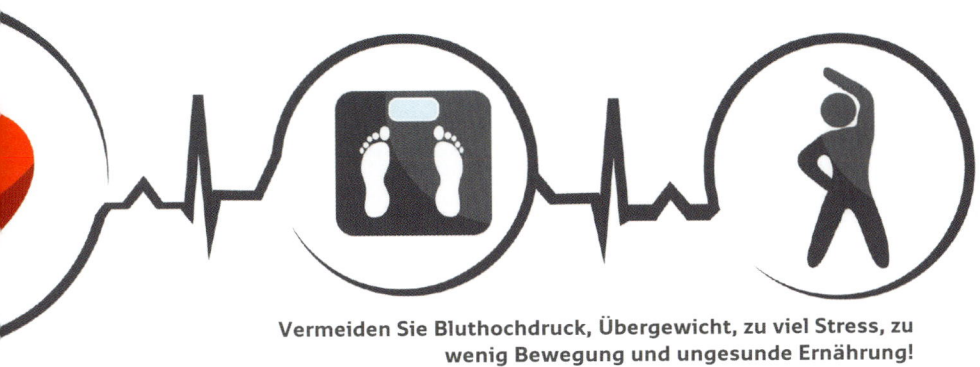

Vermeiden Sie Bluthochdruck, Übergewicht, zu viel Stress, zu wenig Bewegung und ungesunde Ernährung!

zung des Blutes ungünstig und verschlechtern damit dessen Fließeigenschaften. Daher verstärken sich die schädlichen Auswirkungen noch, je mehr Risikofaktoren zusammentreffen. Therapieziel ist: Stopp der Zerstörungen durch die Atherosklerose! In seltenen Fällen bilden sich Plaques zwar zurück, aber in der Regel gelingt es nur, ihr Fortschreiten zu verhindern.

Zur Erinnerung:

Die wichtigsten beeinflussbaren Risikofaktoren für einen Schlaganfall

→ *Bluthochdruck*
→ *Diabetes*
→ *Erhöhte Blutfette*
→ *Rauchen*
→ *Vorhofflimmern*
→ *Bewegungsmangel*

Was tun gegen den Risikofaktor Bluthochdruck?

Hoher Blutdruck (Hypertonie) stellt die größte Gefahr für einen Gehirnschlag dar. In vielen Fällen entwickelt sich Bluthochdruck als Resultat eines jahrelangen ungesunden Lebensstils (Übergewicht, zu viel Stress, zu wenig Bewegung, ungesunde Ernährung). Manchmal ist die Veranlagung dazu auch vererbt. In seltenen Fällen ist Hypertonie auf eine Erkrankung der Nieren zurückzuführen. Vielfach ist auch kein ursächlicher Grund feststellbar.

Bei Frauen in und nach den Wechseljahren besteht ein Zusammenhang mit dem Ausfall der weiblichen Hormone, die bis dahin gefäßschützend gewirkt haben.

In jedem Fall ist die Normalisierung des Blutdrucks eine grundlegende Vorbeugungsmaßnahme gegen Schlaganfall. Warten Sie damit nicht zu, denn Hypertonie schädigt die Gefäße von Anfang an!

Erhöhter Blutdruck kann einerseits durch Selbsthilfemaßnahmen gesenkt werden, andererseits durch Medikamente.

Was bringt eine Blutdrucksenkung?

Wird der erste (= systolische) Wert um 10 mmHg gesenkt, so reduziert man damit das Schlaganfallrisiko bereits um ein Drittel!

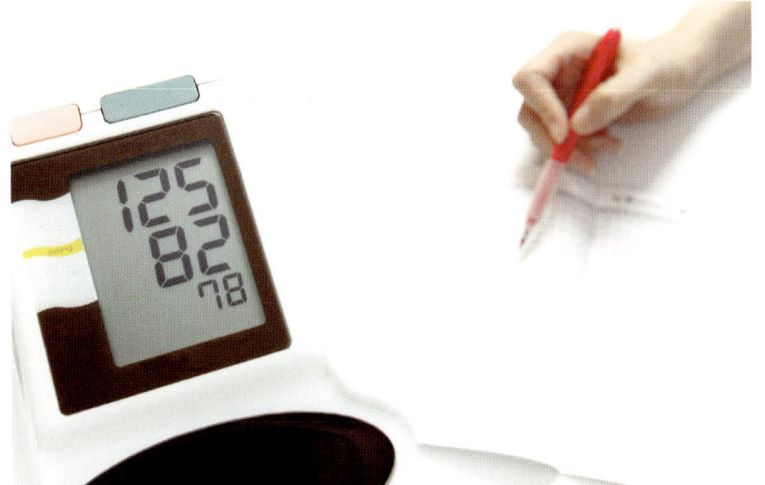

**Blutdruckwerte
regelmäßig notieren!**

Maßnahmen zur Senkung des Blutdrucks

Kontrolle

Der erste Schritt besteht darin, festzustellen, wie stark erhöht
Ihr Blutdruck ist. 30 Messungen immer zur selben Tageszeit
(morgens und abends) ergeben einen aussagekräftigen Durchschnittswert. Die Messungen können beim Hausarzt, in der
Apotheke oder zu Hause mithilfe eines eigenen Blutdruck-
messgerätes vorgenommen werden. Verwenden Sie für die
Messung nur geeichte Messgeräte, um korrekte Werte zu erhalten. Lassen Sie sich die richtige Handhabung des Gerätes
von Ihrem Arzt oder Apotheker zeigen. Genaue Anleitungen
dafür finden Sie auch im Internet unter *www.hochdruckliga.at.*

Bluthochdruck, der größte Risikofaktor für einen Schlaganfall, muss in jedem Fall behandelt werden

Behandlung festlegen

Wenn Sie einen Durchschnittswert ermittelt haben, besprechen Sie mit Ihrem Hausarzt, ob zur Regulierung Lebensstilmaßnahmen ausreichen oder ob zusätzlich die Einnahme eines blutdrucksenkenden Medikaments notwendig ist.

Lebensgewohnheiten ändern

Folgende Lebensstiländerungen können dazu beitragen, den Blutdruck zu senken:

→ **Reduktion von eventuellem Übergewicht**

Jedes Kilo zu viel zwingt Ihr Herz, das Blut mit höherem Druck durch die Gefäße zu pumpen. Eine Verringerung des Körpergewichts geht daher immer mit einer gewissen Blutdrucksenkung einher. Bereits eine Gewichtsabnahme von wenigen Kilogramm zeigt sich nicht nur auf der Waage, sondern auch auf dem Blutdruckmessgerät.

→ **Stressabbau**

Es ist in der Medizin schon lange bekannt, dass seelische Vorgänge unmittelbare Auswirkungen auf den Blutdruck haben. Durch Anspannung, Stress, seelische Überlastung etc. werden vermehrt Stresshormone (Adrenalin, Noradrenalin und Kortisol) aus den Nebennieren ausgeschüttet. Diese Hormone lassen den Blutdruck ansteigen. Bei gesunden Menschen kommt es unter Stress nur zu einem vorübergehenden Ansteigen des Blutdrucks. Hält der Stress jedoch an, kann sich chronischer Bluthochdruck entwickeln. Daher ist es wichtig, richtiges Stressmanagement zu erlernen und mit regelmäßigen Entspannungsmaßnahmen gegenzusteuern.

→ Ernährung

Essen Sie vermehrt Gemüse (ca. 3 Portionen täglich), Obst (ca. 2 Portionen pro Tag) und Seefisch (1- bis 2-mal pro Woche). Bevorzugen Sie fettarme Milchprodukte und meiden Sie Lebensmittel, die viel tierisches Fett enthalten. Den Salzkonsum sollten Sie einschränken. Zu viel Salz (Natriumchlorid) kann Bluthochdruck begünstigen. Je mehr Natrium sich im Blut befindet, umso mehr steigt das Flüssigkeitsvolumen im Körper und übt dann einen größeren Druck auf die Gefäße aus, was den Blutdruck in die Höhe treibt.

Im Gegensatz dazu hilft Kalium, Flüssigkeit auszuscheiden. Daher wird der regelmäßige Verzehr von Gemüse, Salat, Obst und Kartoffeln empfohlen.

Essen Sie vermehrt Obst und Gemüse!

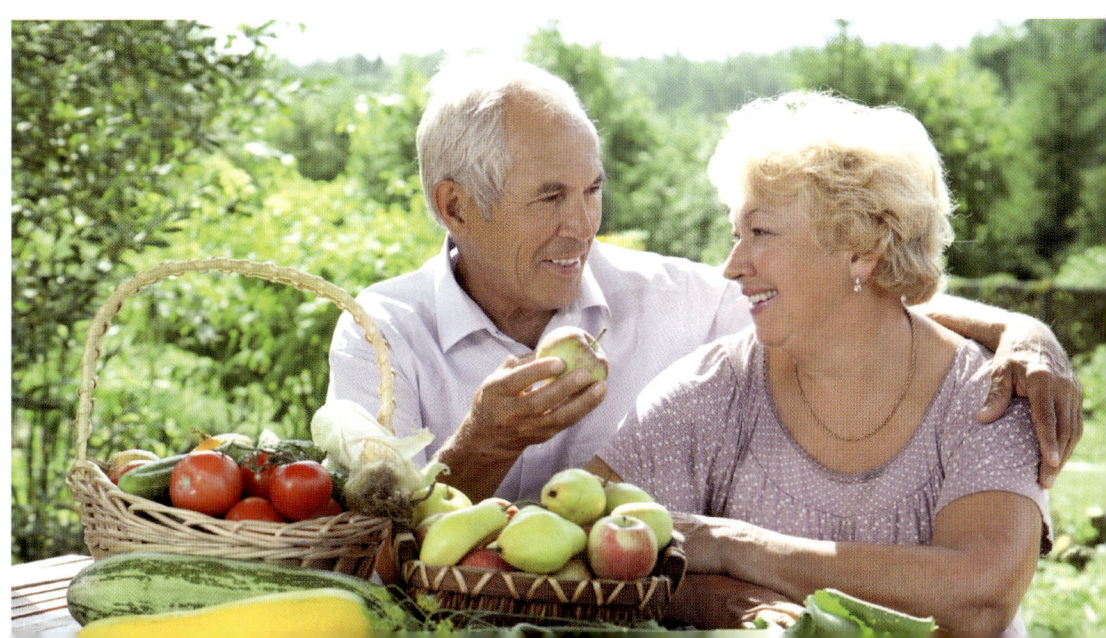

Wie stark der Blutdruck durch Salz ansteigt, ist von Mensch zu Mensch verschieden. Auch gehen hier die Meinungen der Wissenschafter auseinander. Wenn Sie jedoch bemerken, dass Ihr Blutdruck empfindlich auf Salz reagiert, sollten Sie den Konsum drastisch einschränken und stattdessen mit Kräutern würzen.

Unter normalen Bedingungen benötigt der Körper etwa 1,4 Gramm Salz pro Tag. Wir nehmen aber schon wesentlich mehr allein in Form von Lebensmitteln zu uns. Salz versteckt sich nämlich in Brot und Backwaren, in gepökeltem und geräuchertem Fleisch, Wurst, Fertiggerichten und Knabbergebäck. Darüber hinaus salzen wir womöglich selbst noch kräftig. Die Gesamtmenge an konsumiertem Salz sollte aber pro Tag 6 Gramm nicht übersteigen.

Mäßiger Alkoholkonsum (ein Achtel Wein oder ein Seidel Bier pro Tag) ist unbedenklich, auf größere Mengen sollten Sie jedoch verzichten.

Kaum Einfluss auf den Blutdruck scheint hingegen Kaffee zu haben, sofern sich der tägliche Konsum in normalen Grenzen hält.

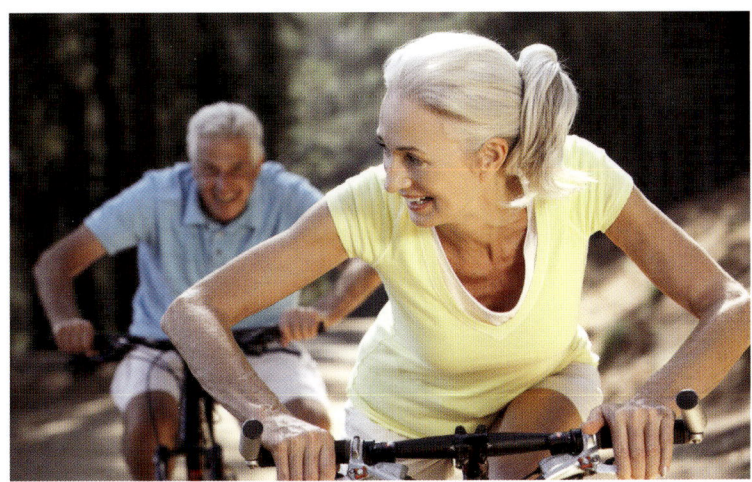

**Sportliche Betätigung
unterstützt die
Blutdrucksenkung**

→ Bewegung

Bewegungsmangel begünstigt nachweislich die Entwicklung von Gefäßerkrankungen und damit eines Schlaganfalls. Umgekehrt kann man regelmäßige körperliche Aktivität auch als wirkungsvolle Vorbeugungsmaßnahme einsetzen bzw. die Senkung eines erhöhten Blutdrucks unterstützen. Durch Bewegung erweitern sich nämlich die Blutgefäße, die Herzmuskulatur wird gestärkt und der Ruheblutdruck sinkt. Zu erwarten ist eine Verringerung der Werte um etwa 5–10 mmHg.

Für ein blutdruckfreundliches Bewegungstraining eignet sich vor allem Ausdauerbelastung wie flottes Gehen, Nordic Walking, Wandern, Radfahren, Schwimmen und Skilanglauf. Idealerweise sollte man dies mindestens dreimal pro Woche jeweils zwischen 30 und 60 Minuten lang ausüben. Großer sportlicher Ehrgeiz ist dafür aber nicht notwendig. Es genügt eine Belastungsintensität, bei der Ihnen gerade warm wird.

Vorsicht ist bei stärker erhöhtem Blutdruck (Werte über 160/95 mmHg) geboten. In diesem Fall sollten Sie vor Trainingsbeginn unbedingt mit Ihrem Hausarzt Rücksprache halten. Denn unter körperlicher Belastung steigt der Blutdruck vorübergehend weiter an.

Medikamente gegen Bluthochdruck

Kann der Blutdruck durch eine gesunde Lebensweise mit regelmäßigem Sport nicht ausreichend gesenkt werden, muss unbedingt mit Medikamenten behandelt werden. Das ist natürlich vor allem auch dann der Fall, wenn der Arzt aufgrund der Höhe des Blutdrucks von vornherein Medikamente empfiehlt. Aber selbst hier ist Ihre Mitwirkung als Patient gefragt. Sie müssen die verordneten Medikamente vorschriftsmäßig einnehmen und den Blutdruck regelmäßig messen. Nur so können Sie feststellen, ob die medikamentöse Therapie erfolgreich ist. Zu Beginn der Behandlung muss oft erst ausprobiert werden, auf welches Medikament jemand am besten anspricht. Die richtige Einstellung des Blutdrucks gestaltet sich daher anfangs bei manchen Menschen schwierig, ehe man das geeignete Medikament gefunden hat. Manchmal ist außerdem die gleichzeitige Einnahme von zwei oder mehr Blutdruckmedikamenten notwendig.

Die wichtigsten Wirkstoffe

Folgende Wirkstoffgruppen werden am häufigsten zur Blutdrucksenkung eingesetzt (in alphabetischer Reihenfolge):

→ **ACE-Hemmer (ACE = Angiotensin Converting Enzyme):** Diese Medikamente hemmen die Bildung des Hormons Angiotensin II, das die feinen Blutgefäße verengt und so den Druck in den Gefäßen erhöht. Durch Drosselung von Angiotensin II kann daher der Blutdruck gesenkt werden. Zusätzlich verhindern ACE-Hemmer die übermäßige Speicherung von Salz und Wasser im Körper.

→ **Angiotensin-Rezeptorblocker (Sartane):** Auch diese Wirkstoffgruppe setzt bei Angiotensin II an. Durch Angiotensin-Rezeptorblocker wird aber nicht die Bildung dieses Hormons beeinflusst, sondern die Andockstellen an den Blutgefäßen werden blockiert, sodass es an den Gefäßen keine schädliche Wirkung entfalten kann.

→ **Betablocker:** Betablocker wirken über das vegetative Nervensystem, verlangsamen so die Pulsfrequenz und vermindern die Pumpkraft des Herzens. Folglich wird weniger Blut in die Hauptschlagader gepumpt, daher wird der Druck in den Gefäßen reduziert. Betablocker fungieren außerdem als Gegenspieler der Stresshormone Adrenalin und Noradrenalin und hemmen daher deren blutdrucksteigernde Wirkung.

→ **Diuretika:** Der harntreibende Wirkstoff Hydrochlorothiazid hat bei Hochdruckpatienten einen blutdrucksenkenden Effekt, dessen Mechanismus bislang nicht ausreichend geklärt ist. Diskutiert wird unter anderem, dass durch Reduktion der Natriumkonzentration in der Gefäßwand die Gefäßspannung verringert wird. Die Gefäßspannung setzt ja erhöhtem Blutfluss vom Herzen in den Körper einen variablen Widerstand entgegen (erhöhter peripherer Widerstand), wodurch es zu Bluthochdruck kommt. Man nimmt daher als Wirkmechanismus eine Abnahme des peripheren Gefäßwiderstandes an.

→ **Kalziumantagonisten (Kalziumkanalblocker):** Sie entspannen die Muskeln der Blutgefäße und erweitern die Gefäße auf diese Weise. Das Blut kann daher mit weniger Druck durchfließen.

Welcher Wirkstoff für Sie der richtige ist, kann oft erst durch Ausprobieren herausgefunden werden. Die Wahl des Medikaments macht Ihr Arzt aber auch von eventuell bestehenden anderen Erkrankungen abhängig. So eignen sich beispielsweise Betablocker nicht für Asthmatiker, Kalziumantagonisten hingegen entlasten auch das Herz und haben sich oft bei Diabetikern und Nierenkranken bewährt. Daher ist bei der Suche nach dem optimalen blutdrucksenkenden Medikament die enge Zusammenarbeit von Arzt und Patient besonders wichtig.

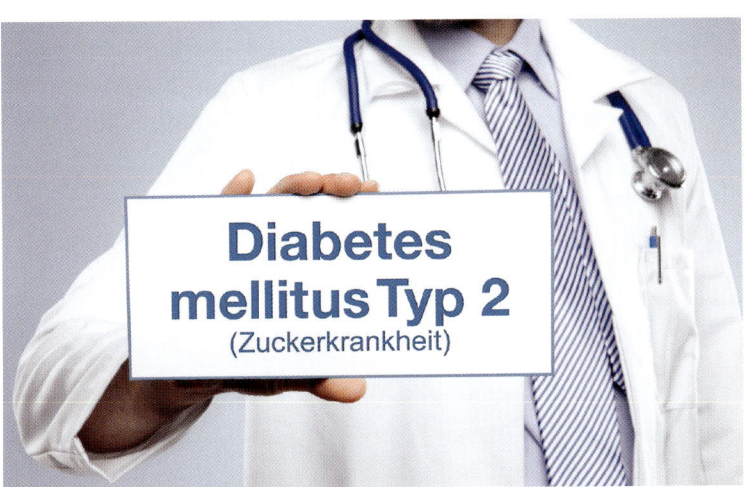

Was tun gegen den Risikofaktor Diabetes mellitus?

Schlaganfall zählt (neben Herzinfarkt, Amputation und Erblindung) zu den vier schweren Folgeerkrankungen des Diabetes mellitus. Denn Gefäßverengungen sind die häufigste Komplikation bei „Zuckerkranken".

Sowohl Typ-1-Diabetes als auch Typ-2-Diabetes sind durch einen Zuckerüberschuss im Blut gekennzeichnet. Dieser Blutzucker lagert sich (meist gemeinsam mit Blutfetten und Eiweißstoffen) an den Wänden der Blutgefäße ab. Die Folge sind Gefäßverengungen und oft auch Gefäßverschluss.

Daher hat ein Diabetiker ein wesentlich höheres Risiko, einen Schlaganfall zu erleiden, als ein Nicht-Diabetiker. Das Risiko eines „Zuckerkranken" ist etwa vergleichbar mit dem Risiko eines Patienten, der schon einen Schlaganfall hinter sich hat. Denn jeder bereits stattgefundene Schlaganfall stellt einen zusätzlichen Risikofaktor für ein neuerliches Ereignis dar.

Alle Maßnahmen, die einer „Zuckerkrankheit" vorbeugen bzw. zu einer guten medikamentösen Einstellung eines Diabetes beitragen, beugen somit auch der Folgeerkrankung Schlaganfall vor.

Wissen in Kürze:

Was ist Diabetes?

Die beiden häufigsten Formen des Diabetes sind Typ-1-Diabetes und Typ-2-Diabetes. Bei beiden Formen besteht Insulinmangel. Das Hormon Insulin wird vom Körper benötigt, um Zucker aus dem Blut aufnehmen und in Energie umwandeln zu können. Bei Insulinmangel funktioniert dieser Mechanismus nicht und die Zuckerkonzentration im Blut steigt an. Daher muss von außen Insulin zugeführt werden, um den Blutzucker zu senken.

Im Fall von **Typ-1-Diabetes** besteht ein absoluter Insulinmangel, die Bauchspeicheldrüse liefert aufgrund einer Fehlsteuerung des Immunsystems kein Insulin. Diese Störung macht sich oft schon in der Kindheit und Jugend bemerkbar.

Bei **Typ-2-Diabetes** besteht ein relativer Insulinmangel. In der Anfangsphase produziert die Bauchspeicheldrüse dieses Hormon zwar noch, doch ist die Insulinwirkung an den Körperzellen verringert. Daher bleibt ebenfalls zu viel Zucker im Blut. Reagieren die Zellen auf das vorhandene Insulin nicht mehr, spricht man von Insulinresistenz. Die fehlende Zuckeraufnahme in die Zellen führt anfangs zu vermehrter Insulinproduktion, um dem entgegenzuwirken. Daher findet man in der Anfangsphase der Krankheit sogar oft erhöhte Insulinspiegel. Im Laufe der Jahre führt dies zur Erschöpfung der Bauchspeicheldrüse und zu nachlassender Insulinproduktion. Typ-2-Diabetes entsteht meist erst nach dem 40. Lebensjahr und wird deshalb auch „Altersdiabetes" genannt. Als Ursache liegt ein Zusammenspiel von Vererbung und einem ungesunden Lebensstil (v.a. übermäßiges Bauchfett) zugrunde.

Das können Sie selbst tun:

→ **Diabetesgefahr rechtzeitig erkennen**

Lassen Sie Ihren Blutzucker bestimmen. Denn wie bei allen Risikofaktoren gilt auch hier: Je früher man gegensteuert, desto eher lässt sich die Krankheit unter Kontrolle bekommen bzw. deren Ausbruch überhaupt verhindern.

Ein „Vorbote" des Diabetes ist oft das so genannte metabolische Syndrom. Darunter versteht man eine Kombination von Risikofaktoren, die letztlich zu Herzinfarkt oder Schlaganfall führen können. Dazu zählen:

Das metabolische Syndrom ist ein Vorbote des Diabetes

> → Fettansammlung im Bauchbereich (viszerales Fett)
> → Bluthochdruck
> → erhöhte Blutfette
> → vermindertes HDL-Cholesterin
> → erhöhter Blutzucker

Liegen mindestens drei dieser Faktoren vor, spricht man vom metabolischen Syndrom.

→ **Übergewicht reduzieren**

Zwar ist nicht jeder Diabetiker zwangsläufig übergewichtig, doch ist die Wahrscheinlichkeit, als übergewichtiger Mensch an Typ-2-Diabetes zu erkranken, sehr groß. Eine Rolle spielt hier vor allem die bauchbetonte Fettansammlung. Das Fett im Bauchraum schüttet nämlich Stoffe aus, die den Zuckerhaushalt negativ beeinflussen. Eine Gewichtsreduktion um 5–10 Kilogramm senkt das Risiko für Typ-2-Diabetes (und für einen Schlaganfall als Folgeerkrankung) bereits um 60%!

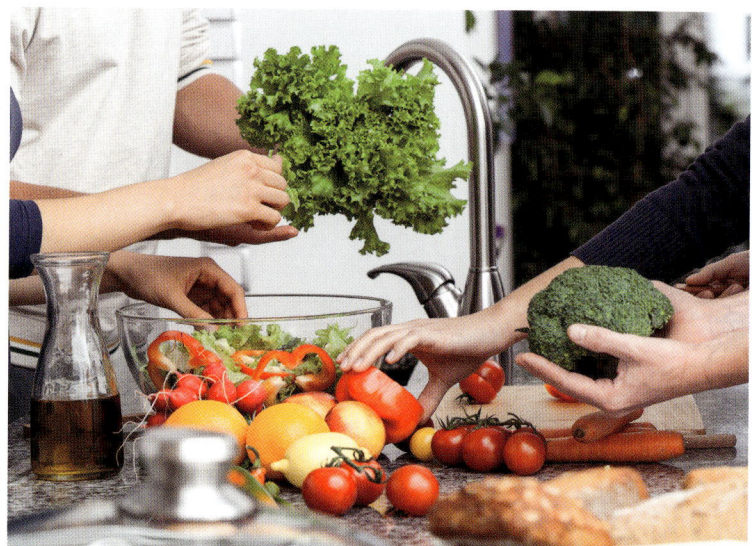

Ernährung auf eine kalorienreduzierte Kost, die reich an Gemüse ist, umstellen

→ Ernährung umstellen

Zu empfehlen ist eine kalorienreduzierte, fett- und zuckerarme Ernährung, die reich an Gemüse und Ballaststoffen ist. Vor allem der Verzehr tierischer Fette sowie der Konsum gesüßter Getränke und Süßigkeiten sollte stark eingeschränkt werden. Bei den eiweißhaltigen Nahrungsmitteln geben Sie Hülsenfrüchten und Soja, Geflügel, Fisch, fettarmen Milchprodukten und mageren Fleischsorten den Vorzug. Äußerst positiv sind sowohl im Hinblick auf die Vorbeugung von Diabetes als auch auf die Reduktion von Übergewicht ballaststoffreiche Lebensmittel mit komplexen, „langsamen" Kohlenhydraten, wie Vollkornprodukte und Gemüse. Wegen des Fruchtzuckergehalts vieler Obstsorten sollte jedoch nicht mehr als ein Viertel Kilogramm Obst pro Tag gegessen werden.

Wer bereits an Diabetes leidet, erfährt durch seinen behandelnden Arzt, durch Diätologinnen oder in Diabetesschulungen mehr über die richtige Ernährung. (Eine detailliertere Abhandlung dieses Themas würde den Rahmen eines Buches über Schlaganfall sprengen.)

→ **Bewegung**

Sowohl zur Vorbeugung als auch als ergänzende Behandlung von Diabetes ist Bewegung unverzichtbar. Körperliche Aktivität wirkt wie ein Medikament, da sie den Stoffwechsel günstig beeinflusst. Sportliche Aktivität fördert den Transport von Zucker (Glukose) und verbessert dessen Einbau in die Körperzellen. Damit kann der Blutzuckerspiegel gesenkt werden.

Darüber hinaus wird mit Bewegung auch das Abnehmen unterstützt. Wie bereits beim Bluthochdruck angesprochen, eignet sich auch hier leichtes Ausdauertraining mit Walken, flottem Spazierengehen, Wandern, Schwimmen, Radfahren etc. Zusätzlich ist ein moderates Krafttraining empfehlenswert, weil es die Muskelmasse erhöht und so den Stoffwechsel verbessert.

Regelmäßiges Training (Ausdauersport mindestens 3x pro Woche jeweils 30–60 Minuten, Muskeltraining 2x pro Woche) kann nicht nur Diabetes vorbeugen, sondern bei Diabetikern im Anfangsstadium sogar Medikamente überflüssig machen! Bei Diabetikern, die schon länger erkrankt sind, kann der Krankheitsverlauf so positiv beeinflusst werden, dass die Gabe von Insulin erst viel später notwendig wird.

Orale Antidiabetika und Insuline sind die wichtigsten Medikamente bei Diabetes

Therapie mit Medikamenten

Da nur eine gute Blutzuckereinstellung Folgeerkrankungen wie einen Schlaganfall verhindern kann, ist die konsequente Behandlung eines Diabetes von größter Bedeutung.

Behandlung von Typ-1-Diabetes: Da bei Typ-1-Diabetes ein absoluter Insulinmangel besteht, müssen Betroffene dieses wichtige Hormon ein Leben lang in Form von Insulinpräparaten zuführen. Typ-1-Diabetiker müssen geschult werden, um ihre Behandlung entsprechend den Blutzuckerwerten selbst steuern zu können.

Behandlung von Typ-2-Diabetes: Die Therapie beruht auf zwei Säulen: einer Basistherapie und der Therapie mit Medikamenten.
Die **Basistherapie** besteht aus den oben genannten Lebensstilmaßnahmen mit Abbau von Übergewicht, Ernährungsumstellung und konsequentem Bewegungstraining. Kann der Blutzucker mithilfe dieser Maßnahmen nicht ausreichend gesenkt werden, kommen **Medikamente** zum Einsatz – zunächst blutzuckersenkende Mittel in Tablettenform (orale Antidiabetika), später bei Bedarf auch Insulin.

Die wichtigsten oralen Antidiabetika

→ **Biguanide (Metformin):** Der Wirkstoff Metformin ist Mittel der ersten Wahl bei einer Insulinresistenz. Metformin wirkt blutzuckersenkend, indem es die Insulinempfindlichkeit der Zellen verbessert.

→ **Sulfonylharnstoffe:** Regen die Insulinfreisetzung aus den Betazellen der Bauchspeicheldrüse an und kommen daher bei Insulinmangel zum Einsatz.

→ **Glukosidasehemmer:** Sie verlangsamen die Aufspaltung von Kohlenhydraten im Darm und sorgen dafür, dass der Blutzuckeranstieg nach einer Mahlzeit niedriger ausfällt.

→ **Glinide:** Regen wie Sulfonylharnstoffe die Insulinfreisetzung aus den Betazellen der Bauchspeicheldrüse an.

→ **Glitazone:** Verbessern die Insulinempfindlichkeit von Fett- und Muskelzellen und eignen sich daher zur Behandlung einer Insulinresistenz.

→ **Gliptine (DPP-4-Hemmer):** Medikamente dieser Gruppe hemmen das Enzym Dipeptidyl-Peptidase-4 (DPP-4) und verhindern so den raschen Abbau von Hormonen (Inkretine), welche die Insulinausschüttung fördern. Auf diese Weise steigern sie die Insulinausschüttung.

Insulintherapie

Typ-2-Diabetiker müssen dann auf eine Insulintherapie umgestellt werden, wenn die Blutzuckereinstellung mit der Basistherapie und den oben genannten Antidiabetika nicht mehr optimal kontrolliert werden kann. Durchschnittlich dauert es ab der Diagnose eines Typ-2-Diabetes fünf bis zwanzig Jahre, bis Insulin künstlich zugeführt werden muss. Einfach anzuwendende Injektoren (Pens) ermöglichen heute eine unkomplizierte und nahezu schmerzfreie Insulinverabreichung.

Beim Insulin unterscheidet man Humaninsuline und Analoginsuline. **Humaninsuline** sind biotechnologisch hergestellt und gleichen chemisch exakt dem menschlichen Insulin. **Analoginsuline** sind in ihrer Struktur verändert, um entweder eine schnellere oder eine verzögerte Wirkung zu erzielen. Der Wirkeintritt von Insulin kann auch durch die Verbindung mit Substanzen wie Protamin oder Zink verzögert werden.

Entsprechend ihrer Wirkdauer können Insuline in *kurz wirksame, mittel (intermediär) wirksame* und *lang wirksame Insuline* eingeteilt werden. Oft werden auch Mischpräparate eingesetzt. Welche Therapie zum Einsatz kommt, hängt vom Insulinmangel ab und wird vom behandelnden Arzt festgelegt.

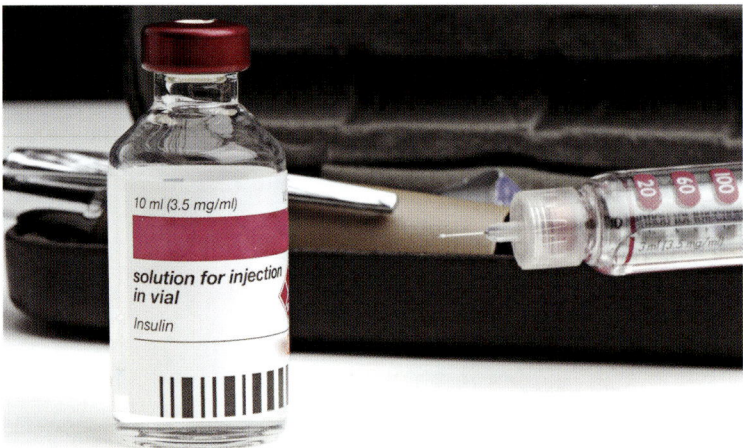

Was tun gegen den Risikofaktor „erhöhte Blutfette" (Hyperlipidämie)?

Fett lagert sich an den Gefäßwänden ab, es engt die Gefäße ein und führt darüber hinaus zur Bildung von Plaques, die sich ablösen oder einreißen können. Außerdem fördern diese Fettansammlungen Entzündungsprozesse. Man spricht dann von Atherosklerose oder „Arterienverkalkung" (siehe *Seite 52)*.

Neben Bindegewebe und kalkhaltigem Material lagert sich vor allem Cholesterin an den Gefäßwänden ab, und zwar überschüssiges „schlechtes" LDL-Cholesterin. Verfügt der Körper über ausreichend „gutes" HDL-Cholesterin, so kann dieses wenigstens einen Teil des LDL-Cholesterins wieder aus den Gefäßen herauslösen. Dieser körpereigene Schutzmechanismus funktioniert jedoch nicht unbegrenzt. Je mehr LDL-Cholesterin sich ansammelt, umso größer werden die „Fettpolster" (Plaques) an den Gefäßwänden, die sich vorwölben und letztendlich das Gefäß verschließen können. Eine nicht so bedeutende Rolle spielen auch Triglyzeride im Blut.

Durch die Senkung der Blutfettwerte kann daher einer Atherosklerose und einem Schlaganfall wirkungsvoll vorgebeugt werden.

Lebensstilmaßnahmen

Neben Lebens-stilmaßnahmen kommen Lipid-senker zum Einsatz

→ **Ernährung:** Geringfügig erhöhte Werte können durch eine Umstellung der Ernährung gesenkt werden. In erster Linie sollte die Nahrung arm an tierischen Fetten sein, die der Ursprung für LDL-Cholesterin sind. Hingegen ist der Konsum pflanzlicher Öle und mehrfach ungesättigter Fettsäuren (z.B. in Fisch) günstig, weil damit die HDL-Komponente des Cholesterins erhöht wird. Damit stärkt man also den Gegenspieler des „schlechten" LDL-Cholesterins und somit den körpereigenen Schutzmechanismus. Alkohol in Maßen genießen.

→ **Abbau von Übergewicht:** Gewichtsabnahme im Falle von Übergewicht wirkt sich ebenfalls positiv auf die Senkung der Blutfettwerte aus. Vor allem geht sie zumeist mit einer Reduktion der tierischen Fette einher.

→ **Bewegung:** Wie bei fast allen Risikofaktoren wirkt sich regelmäßige Bewegung auch günstig auf den Blutfettspiegel (Lipidspiegel) aus und unterstützt die Gewichtsabnahme.

Medikamente gegen erhöhte Blutfettwerte

Medikamente, die Blutfette (Lipide) reduzieren, werden auch Lipidsenker genannt. In erster Linie gilt es, erhöhte Cholesterinspiegel zu senken. Hierfür stehen zwei Wirkstoffgruppen zur Verfügung: Statine und Cholesterinresorptionshemmer.

→ **Statine:** Medikamente aus dieser Gruppe bremsen die Bildung von Cholesterin in der Leber, zusätzlich senken sie auch die Triglyzeride und wirken entzündungshemmend. Häufige Wirkstoffe aus der Gruppe der Statine, die gegen erhöhte Blutfettwerte zum Einsatz kommen, sind Atorvastatin, Fluvastatin, Lovastatin, Pravastatin und Simvastatin.

→ **Cholesterinresorptionshemmer:** Sie reduzieren die Aufnahme von Cholesterin aus der Nahrung.

Werden die beiden Medikamentengruppen kombiniert, kann die Wirkung noch verstärkt werden.

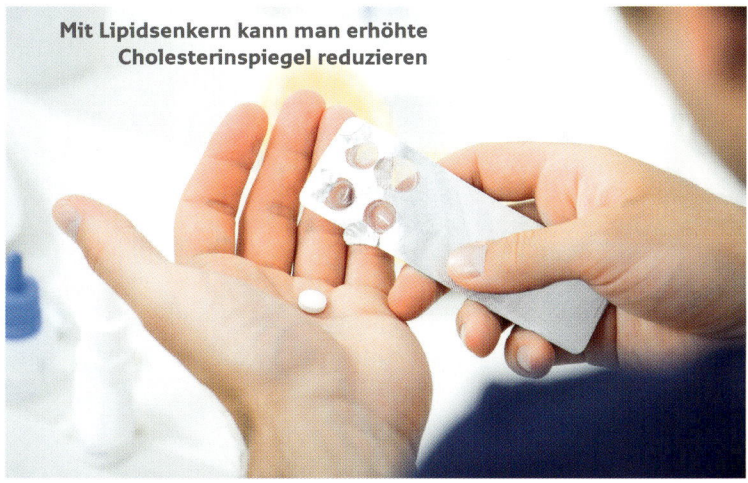

Mit Lipidsenkern kann man erhöhte Cholesterinspiegel reduzieren

Was tun gegen den Risiko-faktor Rauchen?

Zigarettenrauchen hat mehrere schädliche Wirkungen auf die Blutgefäße und kann somit einen Schlaganfall begünstigen. Zum einen führen die Inhaltsstoffe einer Zigarette zur ständigen Reizung der Gefäßinnenwände. Dadurch wird auch die Entstehung von Atherosklerose beschleunigt. Zum anderen fördert Rauchen den Bluthochdruck und beeinträchtigt aufgrund der daraus resultierenden Gefäßverengung die Sauerstoffversorgung im Gehirn. Zusätzlich kommt es bei Rauchern häufiger zu einer Verklumpung der Blutplättchen und damit zur Entstehung von Blutgerinnseln.

Rauchausstieg zählt daher ebenfalls zu den wichtigen Maßnahmen, um einem Schlaganfall vorzubeugen.

Maßnahmen zur Raucherentwöhnung

→ **Raucherprotokoll:** Beobachten Sie sich selbst, wann, in welchen Situationen, wo, warum und wie viel Sie rauchen. Diese Beobachtungen halten Sie in einem Raucherprotokoll fest. Damit bekommen Sie einen guten Überblick über die „kritischen" Situationen und Ihre Motive für das Rauchen.

Rauchen kann auf mehrfache Weise einen
Schlaganfall begünstigen

→ **Überlisten Sie sich selbst:** Wenn Sie die auslösenden Faktoren für den Griff zur Zigarette kennen, können Sie eher
durch Alternativmaßnahmen gegensteuern.

  › Sie rauchen in Stresssituationen? Anstatt zur Zigarette
  zu greifen, machen Sie einen kurzen Spaziergang, eine
  Entspannungsübung, gehen Sie joggen etc. Überlegen
  Sie sich ganz gezielte Alternativtätigkeiten.

  → Sie rauchen, weil Sie durch Kollegen/Freunde dazu ani-
  miert werden? Bitten Sie Ihr Umfeld, in Ihrer Anwesen-
  heit nicht zu rauchen.

  → Der Griff zur Zigarette ist für Sie eine automatische Hand-
  lung? Räumen Sie alle Zigaretten, Aschenbecher und
  sonstige Rauchutensilien aus Ihrer Umgebung weg. Ein
  rauchfreies Umfeld ist weniger „verführerisch".

  → Sie rauchen stets nach dem Essen? Nehmen Sie stattdessen einen zuckerfreien Kaugummi oder genießen Sie als
  Abschluss der Mahlzeit ein Stück von Ihrem Lieblings-
  obst.

  → Freuen Sie sich auf den Geschmack Ihrer Lieblingsspei-
  sen! Denn schon nach 48 rauchfreien Stunden wird Ihr
  Geruchs- und Geschmackssinn stärker.

Hilfsmittel für die Raucherentwöhnung

Nur wenige Raucher schaffen den Ausstieg ohne Hilfe. Sprechen Sie mit Ihrem Arzt darüber. Ein kostenfreies, österreichweites Beratungs- und Informationsangebot rund um die Themen Tabak und Rauchstopp stellt das **„Rauchfrei-Telefon"** dar. Unter 0800 810 013 werden Sie von Experten informiert und beraten, wenn Sie Ihr Rauchverhalten ändern möchten. Weitere Informationen zu diesem Angebot finden Sie auch unter *www.rauchfrei.at*.

Zur Unterstützung stehen außerdem folgende Hilfsmittel zur Verfügung:

→ **Nikotinersatzprodukte** (Kaugummi, Inhalator, Pflaster, Lutschtablette, Spray) lindern die Entzugserscheinungen und helfen beim Durchhalten. Es wird damit nämlich Nikotin, das für die Abhängigkeit verantwortlich ist, zugeführt, jedoch ohne die anderen schädlichen Inhaltsstoffe von Zigaretten. Die Dosis des über die Ersatztherapie zugeführten Nikotins wird dann schrittweise reduziert.

→ **Weitere Medikamente,** die beim Rauchstopp helfen, sind meist nur bei sehr starken Rauchern notwendig. Sie lindern ebenfalls die Entzugserscheinungen und/oder hemmen das Rauchverlangen. Zwei Wirkstoffe kommen hier zur Anwendung: Bupropion oder Vareniclin.

Generell werden Nikotinersatzprodukte und weitere Medikamente zum Rauchstopp von der Krankenkasse nicht ersetzt.

Unter Umständen sind Nikotinpflaster hilfreich

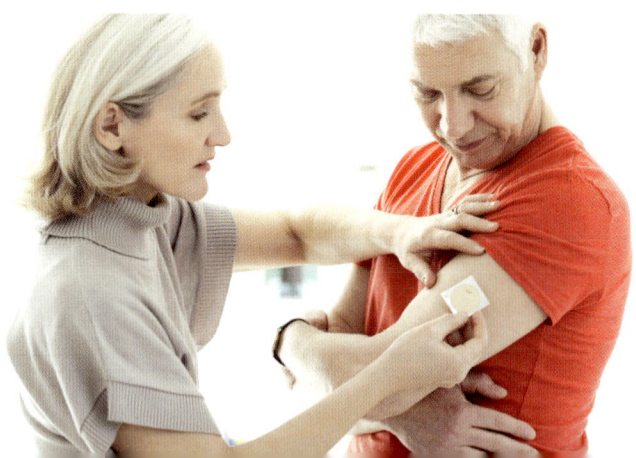

Was tun gegen den Risikofaktor Vorhofflimmern?

Vorhofflimmern, die häufigste Herzrhythmusstörung, führt zu einem Blutstau in den Vorhöfen des Herzens, was die Bildung von Blutgerinnseln verursachen kann. Lösen sich diese Gerinnsel, wandern sie ins Gehirn, wo sie eine Arterie verstopfen und damit einen Schlaganfall auslösen können (siehe dazu auch *Seite 51)*. Vorhofflimmern erhöht das Risiko für einen Gehirnschlag um das Fünffache, daher ist die Behandlung dieser Erkrankung eine besonders wichtige Maßnahme zur Schlaganfallprophylaxe.

Es ist nicht möglich, Vorhofflimmern durch Lebensstilmaßnahmen zu behandeln. Trotzdem kann der Patient etwas beitragen: Er sollte sich bei den typischen Beschwerden sofort in ärztliche Behandlung begeben. Zudem ist ein EKG sinnvoll, um die Krankheit frühzeitig zu erkennen und entsprechend medikamentös behandeln zu können.

Typische Warnzeichen eines Vorhofflimmerns sind Herzstolpern oder Herzrasen, die unangenehme Wahrnehmung des eigenen Herzschlags, Schwindel, Kurzatmigkeit, Schwäche, oft auch Engegefühl in der Brust. Manchmal bestehen auch überhaupt keine Beschwerden und die Krankheit wird erst durch Zufall im Rahmen eines Vorsorge-EKGs entdeckt.

Mit welchen Medikamenten kann Vorhofflimmern behandelt werden?

→ **Antiarrhythmika:** Mit diesen Medikamenten versucht man, den richtigen Herzrhythmus und/oder die richtige Herzfrequenz wieder herzustellen. Dies allein ist aber meist nicht ausreichend, um das Schlaganfallrisiko zu senken.

→ Zur Vermeidung eines Schlaganfalls ist daher vor allem bei Vorliegen zusätzlicher Risikofaktoren wie Bluthochdruck oder Diabetes auch eine **gerinnungshemmende Therapie** (= Antikoagulation) **mit blutverdünnenden Medikamenten** (Gerinnungshemmer oder Antikoagulanzien) notwendig, um die Entstehung von Blutgerinnseln zu verhindern (Näheres zur Blutgerinnung siehe *Seite 64).* Denn mit blutverdünnenden Medikamenten kann man bei Vorhofflimmern einem Schlaganfall besser vorbeugen als durch jede andere Therapiemaßnahme.

Blutverdünnende Medikamente

→ *Vitamin-K-Antagonisten (Cumarine)*

Diese Arzneimittel hemmen die Wirkung von Vitamin K, das die Gerinnungsneigung des Blutes erhöht. Durch die Behandlung mit diesen Gegenspielern des Vitamin K kann daher die Gerinnungsneigung des Blutes reduziert und die Bildung von

Blutgerinnseln verhindert werden. Vitamin-K-Antagonisten werden als blutverdünnende Medikamente seit Langem routinemäßig bei Patienten mit Vorhofflimmern zur Vorbeugung eines Schlaganfalls eingesetzt. Die Einnahme dieses Medikaments reduziert das Schlaganfallrisiko um 64–80%.

Die Wirkung tritt zwei bis drei Tage nach Beginn der Behandlung ein, kann allerdings durch die Zufuhr von Vitamin K1 in der Nahrung wieder herabgesetzt werden. Daher ist es wichtig, dass Patienten ihre Ernährung an die Therapie anpassen und auf Vitamin-K-haltige Lebensmittel, wie z.B. Kohlgemüse, verzichten.

Die Zusammenarbeit mit dem behandelnden Arzt ist bei dieser Therapie besonders eng. Die Dosierung wird individuell festgelegt, nachdem durch Blutuntersuchungen die Gerinnungsneigung des Blutes gemessen wurde. Auch während der Behandlung erfolgen regelmäßige Kontrollen der Blutgerinnung, um bei Bedarf durch Dosisanpassung einerseits die gewünschte Gerinnungshemmung zu erzielen, andererseits bei zu starker Blutverdünnung eine verstärkte Blutungsgefahr (Gehirnblutung) zu vermeiden. Zudem muss der Arzt auf mögliche Wechselwirkungen mit anderen Medikamenten, die der Patient einnimmt, achten.

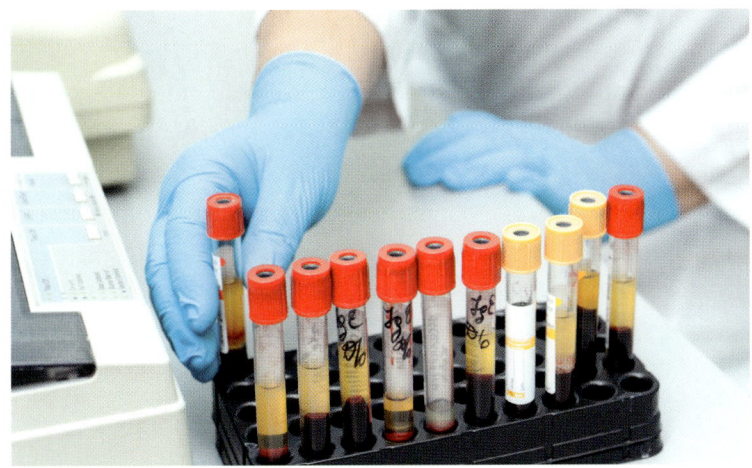

In Blutuntersuchungen wird die Gerinnungsneigung gemessen

Vitamin-K-Antagonisten und direkte orale Antikoagulanzien zur Blutverdünnung reduzieren das Risiko für einen ischämischen Schlaganfall

→ **Neue orale Antikoagulanzien (direkte orale Antikoagulanzien = DOAK)**

Diese Medikamente zur Blutverdünnung reduzieren das Risiko für einen Schlaganfall im gleichen Ausmaß wie Vitamin-K-Antagonisten. Auch sie werden in Tablettenform eingenommen.

Von den herkömmlichen Vitamin-K-Antagonisten unterscheiden sie sich durch den rascheren Wirkeintritt und die unkompliziertere Anwendung. Es besteht keine Wechselwirkung mit Vitamin-K-haltigen Nahrungsmitteln und es ist in vielen Fällen keine Dosisanpassung notwendig. (Allerdings kann eine Verschlechterung der Nierenfunktion oder eine Erhöhung des Blutungsrisikos, z.B. in höherem Alter, eine Dosisreduktion erforderlich machen.)

Da die Blutgerinnung im Gegensatz zu einer Behandlung mit Vitamin-K-Antagonisten nicht überwacht werden muss, sollte sich der Arzt auf die Therapietreue des Patienten verlassen können.

Es bestehen geringere Wechselwirkungen mit anderen Medikamenten. Gleichzeitig reduzieren sie das Risiko einer gefürchteten Hirnblutung im Vergleich zu Vitamin-K-Antagonisten.

In Österreich sind neue orale Antikoagulanzien mit den Wirkstoffen Rivaroxaban, Apixaban und Dabigatran erhältlich. Die Zulassung für einen weiteren Wirkstoff (Edoxaban) ist für 2015/2016 zu erwarten. Zu beachten ist ein höheres Herzinfarktrisiko unter Dabigatran, auch können durch DOAK Blutgerinnungsbefunde „verfälscht" sein und es gibt kein etabliertes Gegenmittel (Antidot).

Ein Umstieg von Vitamin-K-Antagonisten auf die neuen Medikamente kann erwogen werden, wenn die Blutgerinnungshemmung trotz guter Therapietreue des Patienten unzureichend ist. Ihr Neurologe und/oder Internist ist für die Auswahl der geeignete Spezialist.

Plättchenhemmer (Thrombozytenfunktionshemmer)

Bei Patienten, die Gerinnungshemmer nicht vertragen, ist die Behandlung mit Plättchenhemmern, wie z.B. **Acetylsalicylsäure (ASS), Clopidogrel** oder **Dipyridamol,** möglich. Diese verhindern die Verklumpung von Blutplättchen. Plättchenhemmer sind jedoch weniger wirksam als Gerinnungshemmer. Sie werden daher nur noch sehr selten zur Vorbeugung von Schlaganfällen bei Patienten mit Vorhofflimmern eingesetzt.

Was tun gegen den Risiko-faktor „Carotisstenose" (verengte Halsschlagader)?

Die genannten Risikofaktoren können in ihrem Zusammenwirken letztlich eine Atherosklerose und Gefäßverengung zur Folge haben. Eine Verengung (Stenose), die für einen Schlaganfall relevant ist, tritt in den allermeisten Fällen in der Halsschlagader (Carotis) auf. Lösen sich dort Gerinnsel, so gelangen sie mit dem Blutstrom ins Gehirn, blockieren eine Gehirnarterie und verursachen einen Schlaganfall. Bis zu 60% aller Fälle von Gehirnschlag sind durch eine Carotisstenose bedingt.

Wissen in Kürze:

Was ist eine Stenose?
Darunter versteht man eine Verengung von Blutgefäßen oder anderen Hohlorganen. Stenosen der Blutgefäße werden zumeist durch Atherosklerose verursacht. Stenosen können wichtige Blutgefäße wie die Halsschlagader (Carotis) oder auch Herzkranzgefäße (Koronarstenose) betreffen, aber auch andere Hohlorgane und Körperöffnungen. Der Grund für eine Stenose können Atherosklerose, Entzündungen sowie manchmal auch ein Gewächs sein.

Bis zu 60% aller Fälle von Gehirnschlag sind durch eine verengte Halsschlagader bedingt

Man unterscheidet zwischen einer asymptomatischen und einer symptomatischen Carotisstenose.

Asymptomatische Carotisstenose: Hier bleibt die Verengung der Halsschlagader vorerst ohne Symptome und wird zufällig oder durch eine Ultraschalluntersuchung entdeckt. Die Gefahr, innerhalb eines Jahres einen Schlaganfall zu erleiden, liegt bei dieser Form der Stenose unter 5%.

Symptomatische Carotisstenose: Die Symptome einer hochgradigen Carotisstenose (70%ige Verengung) äußern sich als vorübergehendes „Schlagerl" oder manifester Schlaganfall. Es treten Sprechstörungen, Lähmungserscheinungen etc. auf. Bei einer symptomatischen Carotisstenose beträgt das statistische Risiko für einen zweiten Schlaganfall innerhalb eines Jahres 15–20%.

Welche Behandlungsmöglichkeiten gibt es?

→ **Medikamente**

Die Therapie kann durch Medikamente erfolgen, die auf die Risikofaktoren abzielen (Blutdrucksenker, Lipidsenker, Diabetesmedikamente), sowie durch blutverdünnende Medikamente. Eine genauere Beschreibung dieser Medikamente finden Sie in diesem Kapitel bei den Maßnahmen gegen die einzelnen Risikofaktoren (Bluthochdruck, erhöhte Blutfette, Diabetes, Vorhofflimmern).

→ **Operative Maßnahmen**

Eine Verengung der Halsschlagader kann im Rahmen eines chirurgischen Eingriffs durch „Auskratzen" oder durch Setzen eines Stents beseitigt werden. Unter einem Stent versteht man eine Gefäßstütze (Implantat), die das verengte Gefäß aufdehnt und damit den Blutfluss wieder ermöglicht. Die etwas saloppe Einstellung mancher Patienten, man

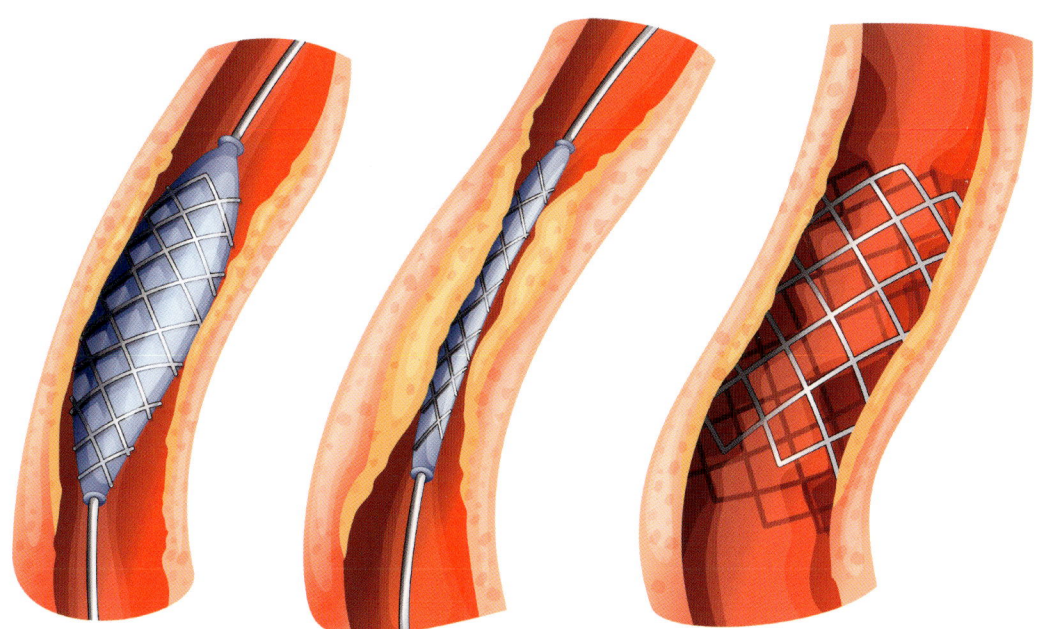

**Mittels Stent kann ein verengtes
Gefäß aufgedehnt werden**

lasse bei Bedarf die Halsschlagader eben „auskratzen", ist
allerdings nicht gerechtfertigt. Denn diese Operationen
sind nicht risikofrei. Durch den Eingriff kann sich unter Umständen ein Blutgerinnsel lösen, zum Gehirn wandern und
somit erst recht einen Schlaganfall auslösen. Nutzen und
Risiko so einer Operation müssen daher sorgfältig gegen-
einander abgewogen werden.

Je höher die Schlaganfallgefahr durch die Verengung der
Carotis ist, umso eher ist auch ein gewisses Eingriffsrisiko gerechtfertigt. Grundsätzlich soll das statistische Risiko, durch
die Operation einen Schlaganfall zu verursachen, bei einer
asymptomatischen Carotisstenose 3% und bei einer symptomatischen Carotisstenose 6% nicht überschreiten.

Untersuchungen zur Erkennung von Risikofaktoren

Die genannten Risikofaktoren und Erkrankungen, die letztlich einen Schlaganfall verursachen können, zeigen sich in den meisten Fällen nicht offensichtlich. Daher werden sie oft erst spät entdeckt. Je früher man aber gegensteuert, umso besser können die Gefahrenquellen ausgeschaltet werden. Daher sind zur Früherkennung von Risikofaktoren eines Schlaganfalls folgende Untersuchungen empfehlenswert.

→ **Blutdruckmessung**

→ **Blutabnahme** zur Bestimmung von Blutfetten und Blutzucker

→ **Carotis-Ultraschall:** Mit dieser völlig schmerzlosen Untersuchung der Halsarterie kann deren Verengungsgrad festgestellt werden.

→ **EKG** und Langzeit-EKG

→ **Loop-Recorder-Untersuchung bei Verdacht auf Vorhofflimmern:** Dazu werden kleinste Sensoren unter die Haut gepflanzt, die dort einige Wochen oder Monate den Rhythmus von Herzkammern und Vorhöfen messen. Damit kann auch gelegentliches Vorhofflimmern erkannt werden.

Welche dieser Untersuchungen für Sie infrage kommen bzw. Ihrem Risikoprofil entsprechen, besprechen Sie bitte mit Ihrem Hausarzt.

Selbsthilfemaßnahmen zur Vorbeugung eines Schlaganfalls:

→ *Blutdruckkontrolle*

→ *Reduktion von Übergewicht*

→ *Stressabbau*

→ *Gesunde Ernährung*

→ *Regelmäßige Bewegung*

→ *Rauchstopp*

Medikamente zur Vorbeugung eines Schlaganfalls:

→ *Blutdrucksenkende Medikamente (Bluthochdruck)*

→ *Orale Antidiabetika (Diabetes)*

→ *Insulin (Diabetes)*

→ *Lipidsenker (hohe Blutfettwerte)*

→ *Antiarrhythmika (Vorhofflimmern)*

→ *Blutverdünnende Medikamente (Vorhofflimmern)*

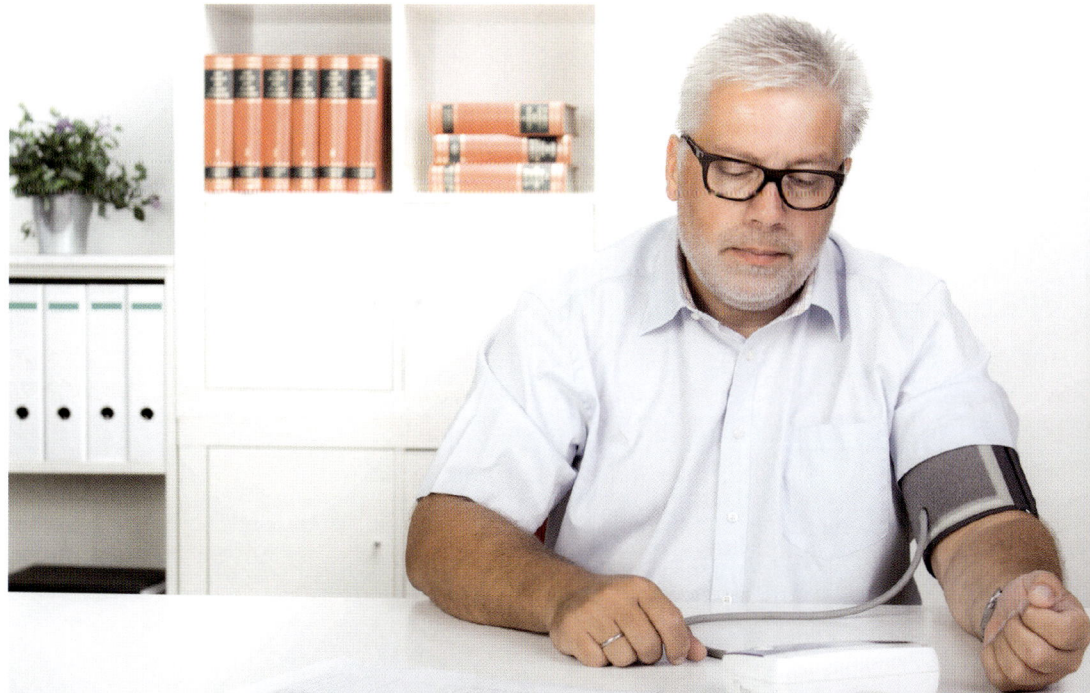

Wichtige Vorsorge:
Blutdruckmessen

Ihre Fragen – unsere Antworten

→ *Ein Schlaganfall passiert doch plötzlich. Kann man da überhaupt entsprechend vorbeugen?*

Auf jeden Fall! Es zeigen sich ja lediglich die Symptome, wie der Ausfall verschiedener durch das Nervensystem bedingter Fähigkeiten, schlagartig. Die Risikofaktoren, die zu diesem Geschehen führen, sind aber meist schon viele Jahre lang wirksam und schädigen die Blutgefäße. Daher zielen alle Vorbeugungsmaßnahmen auf die Reduktion der Risikofaktoren ab.

→ *Was versteht man unter Primärprävention und Sekundärprävention?*

Primärprävention bedeutet die Vorbeugung eines ersten Schlaganfalls oder „Schlagerls". Mit Sekundärprävention sind jene Maßnahmen gemeint, die nach einem ersten Gehirnschlag gesetzt werden müssen, um einen zweiten oder weiteren Schlaganfall zu vermeiden.

→ *Kann man mit der Umstellung auf einen gesünderen Lebensstil wirklich ausreichend vorbeugen oder sind nicht doch Medikamente wirksamer?*

Das kommt auf den Risikofaktor an. Vorhofflimmern kann meist nicht durch Lebensstilmaßnahmen behandelt werden, hier sind blutverdünnende Medikamente unverzichtbar.

Andere Faktoren wie Bluthochdruck, erhöhte Blutfette und zum Teil auch Diabetes können jedoch sehr wohl durch Lebensstilanpassungen deutlich gebessert werden. Diese Selbsthilfemaßnahmen, die in erster Linie aus der Reduktion von Übergewicht, einer Ernährungsumstellung und einem regelmäßigen Bewegungsprogramm bestehen und eine Basistherapie darstellen, sind ebenso wichtig wie Medikamente. Manchmal genügt die Umstellung des Lebensstils allein, manchmal muss diese Basistherapie mit Medikamenten kombiniert werden.

→ *Inwieweit kann man durch Senkung des Blutdrucks das Schlaganfallrisiko verringern?*
Durch Senkung des ersten (systolischen) Blutdruckwertes um 10 mmHg reduziert man das Risiko für einen Schlaganfall bereits um ein Drittel!

→ *Warum muss man oft mehrere Blutdruckmedikamente ausprobieren, ehe die gewünschte Wirkung einsetzt?*
Einerseits reagiert jeder Mensch anders auf einen Wirkstoff, andererseits spielen eventuell bestehende andere Erkrankungen eine Rolle. Manche Mittel dürfen in bestimmten Fällen nicht verabreicht werden, andere wiederum haben sich bei gewissen Krankheiten als besonders positiv erwiesen.

Ihre Fragen – unsere Antworten

→ *Warum ist es so wichtig, abzunehmen?*

Jedes Kilo zu viel belastet Herz und Gefäße. Das Blut muss mit höherem Druck durch die Adern gepumpt werden. Daher kann der Abbau von Übergewicht den Blutdruck deutlich senken.

Bei Diabetes spielt vor allem die Fettansammlung im Bauchraum eine schädliche Rolle. Dieses Fett, das sich zwischen den Darmschlingen befindet (man spricht von viszeralem Fett), schüttet nämlich Stoffe aus, die den Zuckerhaushalt negativ beeinflussen.

→ *Warum spielt bei den Lebensstilmaßnahmen Bewegung eine so große Rolle?*

Zum einen unterstützt Bewegung den Fettabbau und die Gewichtsabnahme. Zum anderen erweitern sich durch regelmäßige körperliche Aktivität die Blutgefäße, die Herzmuskulatur wird gestärkt und der Ruheblutdruck sinkt.

Darüber hinaus fördert sportliche Bewegung den Transport von Zucker (Glukose) und verbessert dessen Einbau in die Körperzellen. Es bleibt also weniger Zucker im Blut zurück, der Blutzuckerspiegel wird somit gesenkt.

Außerdem erhöht sportliche Tätigkeit, die ja auch die Muskulatur kräftigt, die Muskelmasse, wodurch wiederum der Stoffwechsel verbessert wird. Und schließlich wirkt sich Bewegung auch günstig auf den Blutfettspiegel aus und kann die Senkung der Cholesterinwerte unterstützen.

→ *Was versteht man unter einer Carotisstenose?*
Damit ist eine Verengung (Stenose) der Halsschlagader (Carotis) aufgrund von Atherosklerose gemeint. Da die Halsschlagader der Gehirnarterie vorgeschaltet ist, können von dort losgelöste Plaques bzw. Blutgerinnsel sehr leicht mit dem Blutstrom ins Gehirn gelangen und einen Schlaganfall auslösen. Bis zu 60% aller Schlaganfälle passieren aufgrund einer Carotisstenose.

→ *Kann man durch „Auskratzen" der Halsschlagader das Risiko für einen Schlaganfall minimieren?*
Grundsätzlich ja. Man kann einerseits die Ablagerungen ausschälen, andererseits das Gefäß mit einem Stent dehnen. Allerdings sind diese chirurgischen Eingriffe mit einem Risiko verbunden, da sich dadurch unter Umständen erst recht ein Gerinnsel lösen kann. Vom betreuenden Arzt muss daher das Risiko des Eingriffs gegenüber dem Nutzen abgewogen werden. Je größer die Gefahr ist, dass der Patient ohne Eingriff einen Schlaganfall erleiden könnte, umso eher wird man sich für einen Eingriff (Stent oder Operation) entscheiden.
Um es gar nicht erst so weit kommen zu lassen, sollten daher an erster Stelle Vorbeugemaßnahmen stehen.

Diagnose und Behandlung

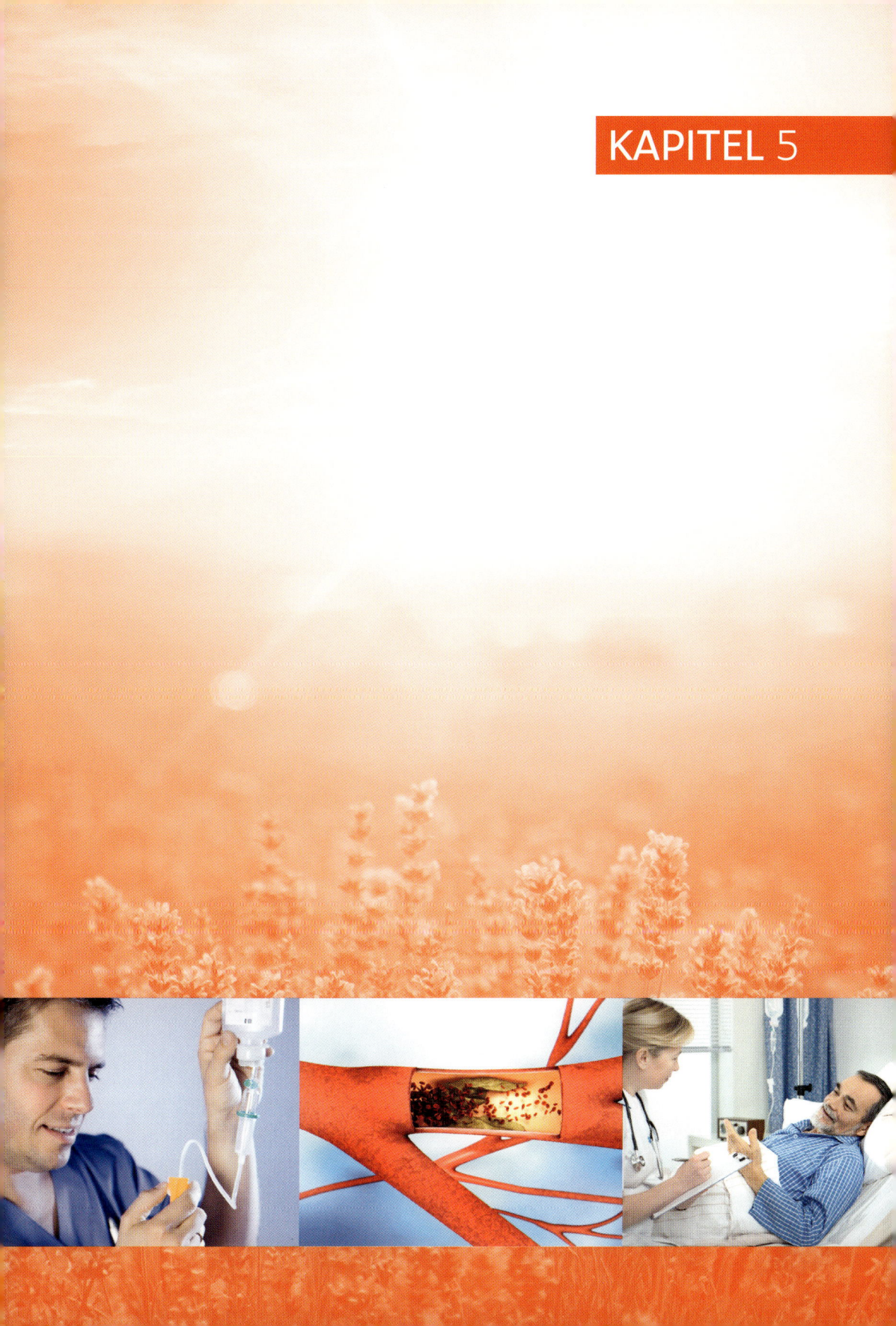

KAPITEL 5

Welche Hilfe gibt es?

Sepp gehört zu jenen Österreichern, die das Leben genießen – so meint er jedenfalls. Sein Lieblingsessen: Schweinsbraten. Dafür nimmt er die entsprechenden Rundungen um die Körpermitte gerne in Kauf. Bewegung wird dadurch zwar mühsamer, aber er sitzt ohnehin lieber, spielt Karten und raucht dazu seine Zigaretten. Einen Herzinfarkt hat er schon hinter sich. Jetzt muss er ein blutverdünnendes Medikament nehmen und der Arzt sagt, mit zwei Blutdruckmitteln würde man den Bluthochdruck in den Griff bekommen. So ganz regelmäßig nimmt Sepp die Tabletten allerdings nicht. Wenn sie ihm ausgehen und er nicht dazu kommt, sich beim Hausarzt ein neues Rezept zu holen, macht er schon gelegentlich ein bis zwei Wochen Pause mit der Einnahme.

Eines Tages sitzt Sepp mit seinen Freunden wieder im Dorfwirtshaus am Stammtisch und spielt Karten. Plötzlich fällt ihm die Karte, die er gerade ausspielen will, aus der rechten Hand. Dann sinkt er im Stuhl zusammen und lallt. So viel hat er doch gar nicht getrunken, dass er schon betrunken ist, denken die

Freunde. Da kann etwas nicht stimmen! Das Fenster wird geöffnet, man lässt frische Luft herein, fragt, wie es ihm geht. Doch er antwortet nur lallend. Also ruft man nach einiger Zeit doch die Rettung.

Die muss allerdings erst aus dem nächsten größeren Ort kommen. Als die Rettungsleute eintreffen, ist der Patient halbseitig gelähmt, sein Blutdruck beträgt 190:110 und er scheint langsam das Bewusstsein zu verlieren, wird immer schläfriger.

Sepp wird in die neurologische Abteilung des nächstgelegenen Krankenhauses gebracht und mittels Magnetresonanztomografie untersucht. In der Zwischenzeit erfahren die Ärzte von seiner Gattin am Telefon, dass er blutverdünnende Medikamente einnimmt. Im MR stellt sich dann heraus, dass in der linken Gehirnhälfte eine Arterie geplatzt ist und eine ausgedehnte Gehirnblutung mit Ventrikeleinbruch vorliegt. Blut ist in die Hohlräume (Ventrikel) des Gehirns eingedrungen, was zu erhöhtem Hirndruck führen kann – offensichtlich eine Folge der Kombination aus Bluthochdruck und Blutverdünnung.

Der Patient wird in ein Schlaganfallzentrum überstellt, wo man ihm ein Gegenmittel gegen die Blut-

verdünnung spritzt und mit Infusionen versucht, den Blutdruck zu senken. Er wird zwar permanent überwacht, doch über Nacht verschlechtert sich sein Zustand weiter. Das Hauptproblem ist der Ventrikeleinbruch. Denn das Blut in den Hohlräumen verklebt die Wasserwege, es kommt daher zu erhöhtem Hirndruck und einem „Wasserkopf".

Ein neurochirurgischer Eingriff ist erforderlich, um mittels Überlaufdrainage Wasser und Blut nach außen abzuleiten und so eine Druckentlastung herbeizuführen. Also wird Sepp mit dem Hubschrauber in ein entsprechendes Schwerpunktkrankenhaus transportiert, wo man den Eingriff vornimmt. In der Folge geht die Blutung zurück, das Blut wird aufgesaugt und auch die Druckentlastung greift. Doch an der Stelle, wo das Blut ins Gehirngewebe gespritzt ist, hat sich eine Narbe gebildet, die bleibende neurologische Schäden, wie eine Halbseitenlähmung, zur Folge haben wird.

Nach sechs Wochen wird Sepp in ein externes Rehabilitationszentrum gebracht, wo er lernt, mit Hilfe einige Schritte zu gehen. Er wird allerdings weiterhin auf fremde Hilfe angewiesen sein.

Eine Akuttherapie ist nur innerhalb von 4,5 Stunden möglich

Jede Minute zählt!

Jeder Schlaganfall ist ein Wettlauf mit der Zeit! Denn pro Minute werden durch einen Schlaganfall knapp zwei Millionen Nervenzellen zerstört. Die Behandlung muss so rasch wie möglich einsetzen. Für die Auflösung eines Blutgerinnsels, das eine Arterie verstopft, bleiben maximal 4,5 Stunden Zeit. Nur innerhalb dieses Zeitfensters kann das betroffene Gefäß durch das Injizieren eines Medikaments (Lysetherapie) frei gemacht werden, um die Versorgung des Gehirns mit Sauerstoff und Zucker (Glukose) wieder zu gewährleisten.

Eine optimale Behandlung beginnt daher mit ...

→ dem Erkennen der Anzeichen durch Betroffene, Familie, Anwesende (siehe Kapitel „Symptome" *ab Seite 26*),
→ dem sofortigen Transport des Patienten idealerweise in ein Spital mit einer Schlaganfall-Spezialabteilung („Stroke Unit"),
→ der raschen Diagnose durch Magnetresonanzuntersuchung (MRT) oder Computertomografie (CT), um festzustellen, ob es sich tatsächlich um einen Schlaganfall handelt und um welche Form (ischämischer Gehirnschlag, verursacht durch ein Blutgerinnsel, oder Hirnblutung), und
→ unmittelbar danach einsetzender Akuttherapie.

Die wichtigsten Erstmaßnahmen:

1. Rufen Sie die Rettung (Notruf 144), auch wenn Sie nicht ganz sicher sind, dass es sich um einen Schlaganfall handelt, und geben Sie schon am Telefon die Symptome bekannt.
2. Notieren Sie den Zeitpunkt des Schlaganfalls.
3. Notieren Sie die Namen aller Medikamente, die der Patient einnimmt.

Diagnose

Obwohl die eigentliche Akuttherapie eines ischämischen Schlaganfalls recht unspektakulär anmutet – der Neurologe spritzt ein das Blutgerinnsel auflösendes Medikament (siehe *Seite 128)* –, muss dieser Behandlung eine umfangreiche Diagnose vorausgehen. Denn einerseits können Symptome wie Verlust der Sprache, Gefühlsstörung, Lähmung oder Sehstörung auch andere Ursachen haben. Somit muss vorab sichergestellt werden, dass es sich tatsächlich um einen Schlaganfall handelt. Andererseits ist abzuklären, ob der Schlaganfall durch ein Blutgerinnsel oder durch eine Hirnblutung ausgelöst wurde. Die beiden Formen erfordern nämlich völlig unterschiedliche Behandlungsweisen.

Die ersten Untersuchungen im Spital

Wann immer es möglich ist, sollte der Patient in ein Krankenhaus mit Schlaganfall-Spezialabteilung („Stroke Unit") bzw. Akutneurologie gebracht werden, weil dort alle Geräte sowie speziell geschultes Personal für eine optimale Diagnose und Behandlung zur Verfügung stehen.

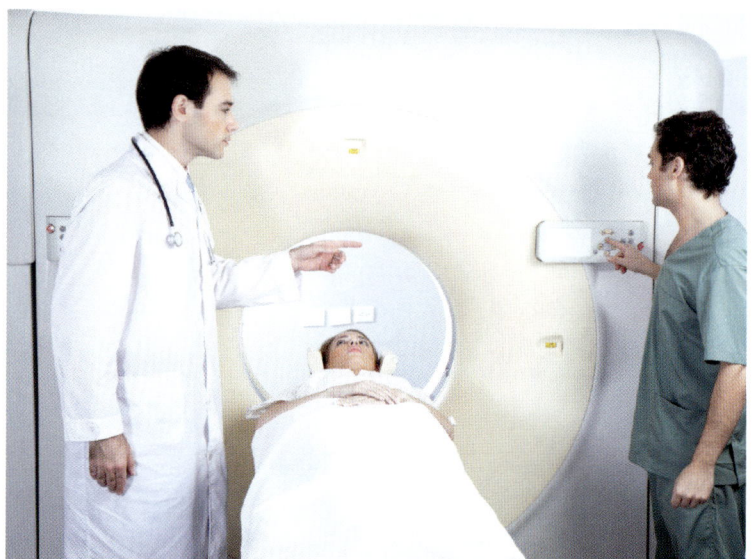

Zunächst muss durch eine Schnittbilduntersuchung (CT oder MRT) abgeklärt werden, ob eine Gehirnblutung vorliegt

In der Diagnose arbeitet der Neurologe eng mit Radiologen und Labor zusammen. Zunächst wird der Neurologe eine klinische Untersuchung vornehmen, bei der Reflexe, Bewegungsfähigkeit, Sprechfähigkeit und Empfindung überprüft werden. Den zweiten Schritt stellt eine so genannte Schnittbilduntersuchung mittels Computertomografie (CT) oder Magnetresonanztomografie (MRT) durch den Radiologen dar.

Um die Behandlung entsprechend abstimmen zu können, müssen durch die Schnittbilduntersuchung drei Fragen geklärt werden:

1. Handelt es sich um einen **ischämischen Schlaganfall** mit verstopfter Arterie oder liegt eine **Gehirnblutung** vor?
2. Ist ein Gefäß verengt (Stenose) oder verschlossen?
3. Wie groß ist der betroffene Bereich im Gehirn?

Computertomografie oder Magnetresonanztomografie?

Stehen beide Geräte zur Verfügung, so wird man die Magnetresonanztomografie (MRT) wählen, weil diese Untersuchung eine noch höhere Aussagekraft hat als die Computertomografie (CT).

Die **Computertomografie (CT)** ist eine spezielle Röntgenuntersuchung, bei der Schichtaufnahmen ausgewählter Körperstellen/Organe erstellt werden, die der Radiologe am Bildschirm sehen und auswerten kann. Während der Untersuchung kreist eine Röntgenröhre um den Patienten. Angeschlossen ist ein Detektor (ein Messsystem), der sich mitdreht. Die Röntgenstrahlen durchleuchten den Körper, werden am Detektor gemessen und in der Folge als Schichten am Bildschirm dargestellt.

Die CT-Untersuchung hat den *Vorteil,* dass sie nur wenige Minuten dauert und man dadurch Zeit gewinnt. Auch lässt sich damit das Großhirn gut untersuchen.

Die *Nachteile:* Das betroffene Gebiet ist erst drei Stunden nach dem Schlaganfall mittels CT erkennbar. Veränderungen im Kleinhirn und Hirnstammbereich können außerdem nicht genau dargestellt werden.

Die **Magnetresonanztomografie (MRT),** auch als Kernspintomografie bezeichnet, ist ebenfalls ein bildgebendes Verfahren zur Erzeugung von Schnittbildern des menschlichen Körpers. Im Unterschied zur Computertomografie erfolgt dies ohne Einsatz von Röntgenstrahlen, sondern mithilfe von elektromagnetischen Wellen. Ausgesendete Signale können in Form von Bildern dargestellt werden.

Besonders gut lassen sich damit Weichteilgewebe (wie z.B. Gehirngewebe) untersuchen. Der Patient liegt auf einer Tischplatte, die in eine Untersuchungsröhre geschoben wird.

Die *Vorteile*: Man kann das von einer Minderdurchblutung betroffene Gehirngewebe sofort nach dem Schlaganfall erkennen. Weiters kann der „Risikobereich" im Gehirn abgeschätzt und so durch eine rechtzeitige Therapie gerettet werden.

Ein *Nachteil* ist die Untersuchungsdauer von 20 bis 30 Minuten.

Abgerundet wird die Diagnose eines Schlaganfalls durch ein **EKG** und eine **Blutuntersuchung im Labor.**

Abklärung einer Gehirnblutung lebenswichtig

Bei einem ischämischen Schlaganfall, wenn also eine Gehirnarterie durch ein Gerinnsel verstopft ist, versucht man zumeist, dieses Gerinnsel durch das Spritzen eines Medikaments aufzulösen. Dadurch kann es aber manchmal als Nebenwirkung zu einer Blutung im Gehirn kommen. Ist ohnehin schon eine Gehirnblutung vorhanden, wäre diese Behandlungsmaßnahme potenziell tödlich. Daher ist die Abklärung, ob eine Gehirnblutung vorliegt, Voraussetzung für jede Schlaganfallbehandlung und lebenswichtig.

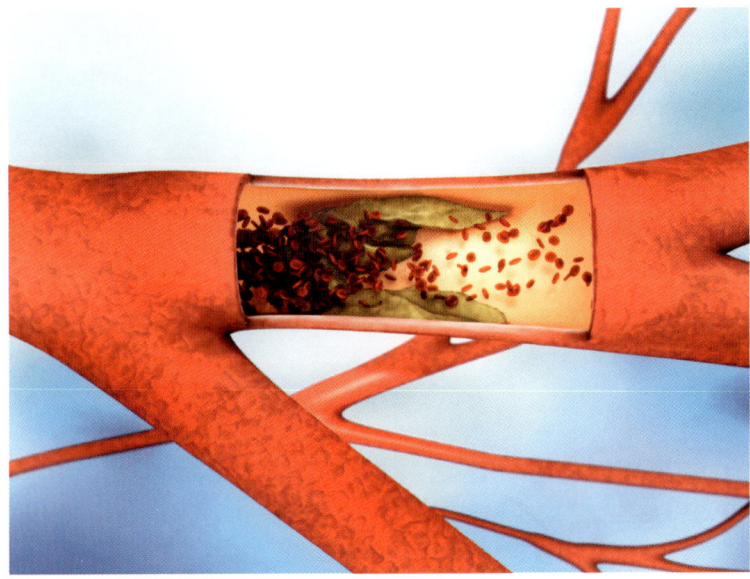

Ein verstopftes Gefäß blockiert die Blutzufuhr zum Gehirn

Akutbehandlung des ischämischen Schlaganfalls

Zur Erinnerung:
Der ischämische Schlaganfall ist mit 80% die häufigste Form der Erkrankung. Ursache ist ein Blutgerinnsel, das eine Gehirnarterie verstopft und somit den Blutzufluss zum Gehirn blockiert. Diese Form des Schlaganfalls wird auch als Hirninfarkt bezeichnet.

Die akute Schlaganfalltherapie beim Hirninfarkt zielt darauf ab, die durch ein Blutgerinnsel verstopfte Arterie zu öffnen („rekanalisieren" = den Kanal wieder aufmachen) und damit den Blutstrom zum Gehirn zu ermöglichen.

Für diese Rekanalisation stehen zwei Behandlungsprinzipien zur Verfügung:

→ Medikamente zur Auflösung des Blutgerinnsels (Thrombolysetherapie)

→ mechanische Entfernung des Blutgerinnsels mittels Katheter bzw. Absaugung (Thrombektomie)

Thrombolysetherapie (Lysetherapie)

Der Begriff „Lyse" kommt aus dem Griechischen und bedeutet „auflösend". Unter einer Thrombolysetherapie versteht man daher die medikamentöse Behandlung zur Auflösung eines Thrombus (= Blutgerinnsel). Die Lysetherapie ist die Standardtherapie bei ischämischem Schlaganfall und die wissenschaftlich am besten abgesicherte Methode.

Allerdings bringt sie nicht in allen Fällen Erfolg. Einerseits kann sie nur bis zu 4,5 Stunden nach dem Ereignis angewendet werden. Andererseits hängt auch innerhalb dieses Zeitfensters ihre Wirksamkeit von der Größe und dem Ort des Gehirnschlags ab. Kleine oder mittelschwere Schlaganfälle kann man damit sehr gut behandeln, große weniger. Schlecht stehen die Chancen auch bei einem Schlaganfall, der im Hirnstamm lokalisiert ist (siehe *Seite 21*).

Wie erfolgt die Behandlung?

Ein das Blutgerinnsel auflösendes Medikament mit dem **Wirkstoff tPA** wird in die Vene (i.v. = intravenös) injiziert. Man spricht daher auch von i.v.-Thrombolyse. Die Gesamtdauer dieser Behandlung beträgt 60 Minuten. Von der zu verabreichenden Dosis werden 10% sofort gespritzt, die restlichen 90% kontinuierlich über einen Zeitraum von 60 Minuten. Die Dosis hängt vom Körpergewicht des Patienten ab. Von der Vene aus verteilt sich der Wirkstoff im ganzen Körper und wirkt daher unter anderem auch dort, wo der Schlaganfall stattgefunden hat.

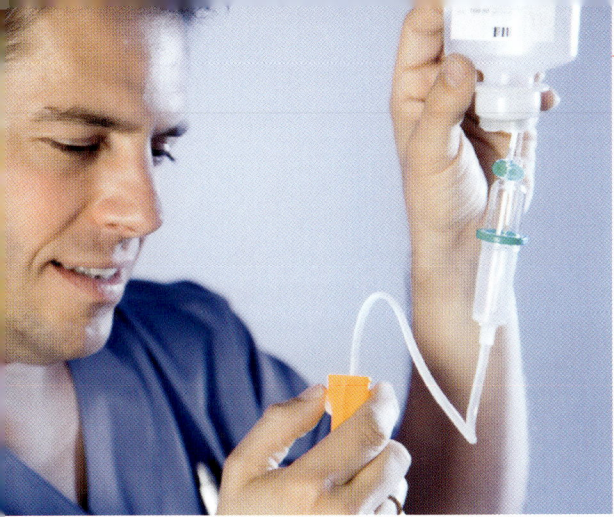

Ein Medikament, das
das Blutgerinnsel
auflöst, wird injiziert
bzw. über eine
Infusion über 60
Minuten verabreicht

Die Behandlung an sich ist zwar unspektakulär, doch muss vorher die Diagnose eines ischämischen Schlaganfalls gesichert und eine Gehirnblutung ausgeschlossen sein. Bei anderen Ursachen für die Symptome bzw. bei Vorliegen eines blutigen Schlaganfalls könnte eine Lysetherapie nämlich großen Schaden anrichten.

Insgesamt können 30–40% der Schlaganfälle mit der i.v.-Thrombolyse erfolgreich behandelt werden.

So wird ein Blutgerinnsel aufgelöst

Um die Blutgerinnsel auflösende Wirkung von *tPA* zu verstehen, muss man sich das Blutgerinnungssystem als Balance zweier Waagschalen mit gegensätzlich wirkenden Eiweißstoffen (Proteinen) vorstellen:

*Standard-
therapie
Thrombolyse*

→ In der einen Waagschale findet sich ein Protein namens **Thrombin,** das die Bildung von Blutgerinnseln (Thromben) fördert. Dieses ist bei kleineren Verletzungen lebensrettend, weil damit die Blutung gestoppt wird (siehe dazu auch „Blutgerinnung", *Seite 64).*

→ In der anderen Waagschale befindet sich als Gegenspieler das Enzym **Plasmin,** das Thromben auflöst.

Die beiden Substanzen Thrombin und Plasmin regulieren einander, damit keine der Wirkungen überhandnimmt. Man spricht dann von einem ausgewogenen körpereigenen Hämostase-System.

Für die Therapie zur Auflösung eines Blutgerinnsels macht man sich die Wirkung von Plasmin zunutze. Daher benötigt man dafür ein Medikament, das die vermehrte Bildung von Plasmin anregt und damit bewusst für kurze Zeit das Thrombolysesystem aus dem Gleichgewicht bringt.

Wissen in Kürze:

So entsteht Plasmin

Das thrombusauflösende Enzym *Plasmin* ist im Körper grundsätzlich vorhanden, allerdings in einer *Vorstufe,* dem so genannten *Plasminogen.* Um aus Plasminogen Plasmin zu erhalten, muss man es aktivieren.

Für diesen Vorgang benötigt man einen *Aktivator* namens tPA (= tissue plasminogen activator). *tPA* ist in geringem Ausmaß in den Endothelzellen der Blutgefäße enthalten. Daher erzeugt der Körper regelmäßig Plasmin zur Regulierung des Thrombolysesystems.

Für die gezielte Herstellung von Plasmin als Medikament benötigt man jedoch wesentlich größere Mengen. Diese können durch einen natürlichen Nachbau mittels Bakterien gewonnen werden (Bioengineering). Das Ergebnis ist ein Medikament, das die Bildung von Plasmin anregt und so die Auflösung des Blutgerinnsels fördert.

Zeitfenster für die Lysetherapie: 4,5 Stunden!

Die Lysetherapie ist nur innerhalb der ersten 4,5 Stunden nach dem Schlaganfall möglich. Daher ist das Zeitfenster zwischen Schlaganfall und Verabreichung der Lyse für Überleben und Regeneration des Patienten von allergrößter Bedeutung!

Dafür gibt es zwei Gründe:

1. **Die Nervenzellen im betroffenen Gehirnbereich leben nur eine gewisse Zeit nach dem Schlaganfall weiter, dann sterben sie ab.** Ist eine Hirnarterie durch ein Gerinnsel verstopft, so kann kein Blut mehr durchfließen und die Nervenzellen, die hinter dem Gerinnsel liegen, sind von der Blutversorgung abgeschnitten. Diese Zellen erhalten in der Folge weder Sauerstoff noch Zucker (Glukose), welche normalerweise mit dem Blutstrom ins Gehirn transportiert werden. Sie stellen daher zunächst ihre Funktion ein, leben aber noch. Eine Zeit lang können die Nervenzellen zwar ohne Sauerstoff überleben, allmählich sterben sie aber ab. Wird die Lysetherapie rasch nach dem Schlaganfall verabreicht, sind die Zellen also noch relativ gut erhalten und die Chancen auf eine Wiederherstellung des Patienten sind groß. Vom Zeitpunkt des Schlaganfalls bis zum Ende des 4,5-stündigen Zeitfensters gehen die Zellen aber mehr und mehr zugrunde. Daher stehen die Chancen nach vier Stunden nicht mehr so gut wie z.B. nach einer Stunde. Nach 4,5 Stunden sind die betroffenen Nervenzellen weitgehend abgestorben.

2. **Mit dem zeitlichen Abstand zum Schlaganfall steigt durch die Rekanalisation (Wiedereröffnung) eines verstopften Gefäßes die Gefahr für eine Hirnblutung.** Durch die Blockade einer Gehirnarterie beim Schlaganfall sterben nicht nur die Nervenzellen dahinter allmählich ab, sondern auch die Endothelzellen, die die Wand des betroffenen Gefäßes auskleiden, sowie die ganz kleinen Gefäße (Kapillaren) in diesem Bereich. Dadurch wird das Gefäßsystem im Laufe der Stunden brüchig und undicht. Geht beispielsweise das Gerinnsel erst nach fünf Stunden auf, so schießt das Blut mit großem Druck durch die inzwischen brüchige Arterie und sickert nach draußen in das Gehirngewebe – es kommt zu einer Hirnblutung. Aus diesem Grund ist die Lysetherapie sehr zeitbegrenzt. Wird das Zeitfenster von 4,5 Stunden überschritten, wird die Therapie selbst zur Gefahr.

Ist keine Akutbehandlung möglich, gilt es, Komplikationen und einen zweiten Schlaganfall zu verhindern

Was aber passiert, wenn man den Zeitpunkt des Schlaganfalls nicht kennt? Kann der Neurologe dann eine Lysetherapie riskieren?
Hier wird sich der Arzt auf die Diagnose durch die Magnetresonanztomografie (MRT) bzw. die Computertomografie (CT) verlassen. Denn in den Stunden nach einem Schlaganfall kommt es zu zeitabhängigen Veränderungen im Gehirn, die in MRT oder CT zu sehen sind. Der Radiologe kann also ungefähr abschätzen, ob der Schlaganfall beispielsweise nur drei oder schon sechs Stunden zurückliegt. Sind die 4,5 Stunden überschritten, so ist keine Akutbehandlung mehr möglich. Dann kann man nur durch Rehabilitationsmaßnahmen (ab *Seite 150)* einen zweiten Schlaganfall oder andere Komplikationen verhindern.

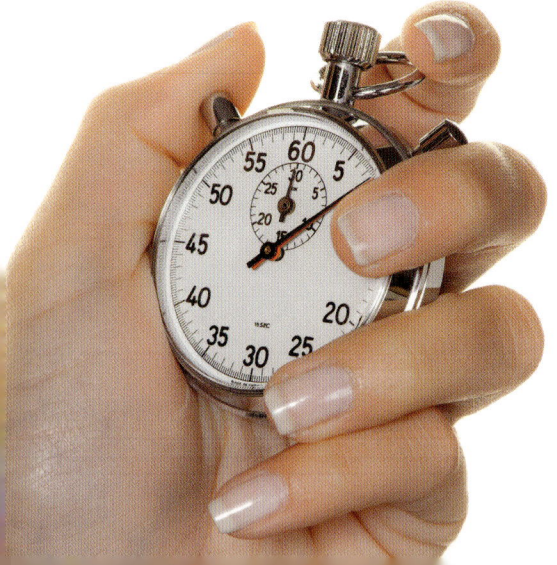

Intraarterielle Thrombolyse

Diese Art der Lysetherapie gehört zu den so genannten interventionellen Methoden. Dabei wird ein Blutgerinnsel auflösendes Medikament nicht in die Vene gespritzt, von wo es sich über den ganzen Körper verteilt und überall blutverdünnend wirkt, sondern direkt in die verschlossene Arterie eingebracht. Das Mittel muss in diesem Fall über einen Katheter transportiert werden. Der Katheter wird über die Leiste in die Schlagader eingeführt und bis zur verschlossenen Arterie vorgeschoben, wo das Medikament dann direkt seine Wirkung entfalten kann. Die Behandlung erfolgt in einem speziellen Angiografie-Labor und wird über einen Bildschirm kontrolliert.

Mechanische Maßnahmen

Neben der am häufigsten eingesetzten Thrombolysetherapie gibt es zur Behandlung eines ischämischen Schlaganfalls auch mechanische Maßnahmen.
Eine neue, noch experimentelle Therapie, die nur in speziellen Fällen an einigen Zentren zur Anwendung kommt, ist das Absaugen des Blutgerinnsels mit einem Katheter oder mittels Spezialstent („Stent Retriever"). Diese Therapie ist allerdings wissenschaftlich nicht so gut abgesichert wie die Thrombolyse über die Vene (i.v.-Thrombolyse).

So funktioniert ein Stent Retriever:

Ein Stent ist eine kleine, netzförmige Gefäßstütze, die bei der Aufdehnung von verengten Gefäßen eingesetzt wird. Der Stent wird von einem Radiologen im nicht entfalteten Zustand über einen Katheter ins verengte Gefäß eingebracht und an Ort und Stelle entfaltet. Allgemein bekannt ist diese Technologie in der Behandlung von verengten Herzkranzgefäßen, wo der Stent im Gefäß verbleibt, um es offen zu halten.

Zur Entfernung eines Blutgerinnsels verbleibt der Stent jedoch nicht im Gefäß. Seine Aufgabe ist es, das Blutgerinnsel gegen die Gefäßwand zu quetschen und es dann mit seinem Netz herauszuziehen („retrieven"). Damit ist das Gefäß geöffnet.

Diese Methode wird auch deshalb nicht routinemäßig angewendet, weil sie nur für einen vergleichsweise geringen Teil der Schlaganfälle geeignet ist und nur in hoch spezialisierten Zentren angeboten wird.

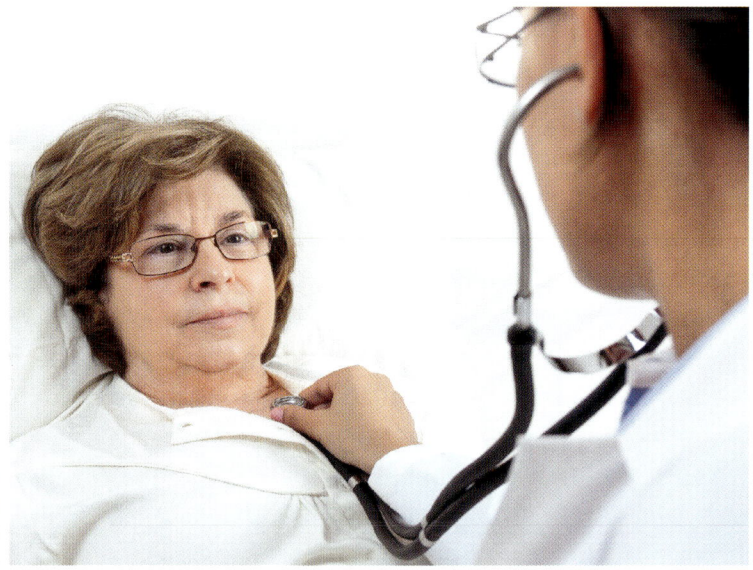

Bei der Erforschung der Ursachen wird auch das Herz untersucht

Maßnahmen nach der Akutbehandlung

Ist die erste Gefahr gebannt, geht es in der Behandlung des ischämischen Schlaganfalls einerseits um die Ursachenerforschung und andererseits um die Vermeidung von Komplikationen.

Erforschung der Ursachen

Nach den Akutmaßnahmen gehen die behandelnden Ärzte den Ursachen für den Schlaganfall auf den Grund, um diese einer geeigneten Therapie zuzuführen. Man untersucht, ob Verengungen in der Halsschlagader oder in einer Hirnarterie auslösend waren, ob der Patient unter Vorhofflimmern oder anderen Herzrhythmusstörungen leidet oder ob eine Herzerkrankung die Ursache war. Selbstverständlich wird man auch nach den klassischen Risikofaktoren wie Bluthochdruck, Diabetes und erhöhten Blutfetten suchen. Vor allem bei jungen Schlaganfallpatienten wird man eine mögliche erblich bedingte Gerinnungsstörung oder eine Vaskulitis (Gefäßentzündung) als auslösenden Faktor in Erwägung ziehen.
Kennt man die Ursache, ist der nächste Schritt deren Behandlung.

Komplikationsmanagement

Mit der Akutbehandlung kann zwar fürs Erste die allergrößte Gefahr gebannt werden. Allerdings ist es damit bei Weitem nicht getan. Denn in den Stunden und Tagen nach einem Schlaganfall können verschiedene Komplikationen auftreten, die man möglichst rasch unter Kontrolle bringen muss. Im Komplikationsmanagement geht es daher um das rechtzeitige Erkennen und Vermeiden von gefährlichen Komplikationen.

→ Da der Patient aufgrund der meist vorliegenden halbseitigen Lähmung nicht mobil ist, besteht ein hohes Risiko für eine **Lungenentzündung,** aber auch für eine **Lungembolie** auf der betroffenen Seite. Meist geht mit der Lähmung außerdem eine **Schluckstörung** einher, durch die Fremdkörper, Flüssigkeiten oder Magensäure in die Luftröhre gelangen können. Diese Fremdkörper rufen eine Entzündungsreaktion hervor, wodurch eine Infektion mit bakteriellen Erregern begünstigt wird. Dadurch kann eine Lungenentzündung ausgelöst werden **(Aspirationspneumonie).**

→ In der ersten Woche nach dem Schlaganfall ist das Risiko für einen Rezidivinfarkt (zweiter Schlaganfall) gegeben. Besonders hoch ist die Gefahr innerhalb der ersten 48 Stunden.

Sowohl zum Erkennen als auch zur Vermeidung dieser beiden Komplikationen ist die Überwachung des Patienten durch **speziell geschultes Personal** und **mit Apparaten** (Blutdruck, Herzaktion, Atemfunktion, Blutwerte, Körpertemperatur, Flüssigkeitshaushalt) von allergrößter Bedeutung. Vor allem in Schlaganfallzentren („Stroke Units") sind diese optimalen Voraussetzungen gegeben.

→ Innerhalb der ersten 24 bis 72 Stunden nach einem ischämischen Schlaganfall besteht darüber hinaus die Gefahr einer **Ödembildung.** Das bedeutet, dass es im Bereich des betroffenen Hirngewebes zu einer Schwellung kommt, die Druck auf das gesunde Gewebe ausübt. Drückt die Schwellung auf den Hirnstamm, wo alle lebensregulierenden Funktionen (Atmung, Kreislauf etc.) zentriert sind, so bricht das gesamte System zusammen und der Patient stirbt. Diese Komplikation ist vor allem bei einem ausgedehnten Hirninfarkt zu befürchten. Die Anzeichen dafür sind eher unspektakulär: Der Patient wird schläfrig, dämmert vor sich hin und verfällt schließlich langsam. Nur bei engmaschiger

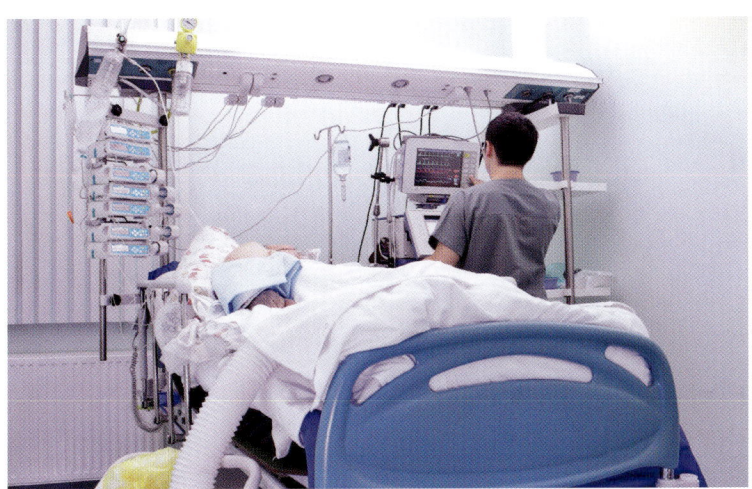

**Die Überwachung durch Apparate und speziell
geschultes Personal ist lebenswichtig**

Überwachung durch speziell geschultes Personal in einem Schlaganfallzentrum kann diese Akutkomplikation rechtzeitig erkannt und behandelt werden. Lebensrettend ist hier eine druckentlastende Operation *(Kranioektomie).* Dabei wird ein Loch in die Schädeldecke gebohrt und ein handtellergroßes Stück Schädelknochen vorübergehend entfernt, bis der Druck entwichen ist und sich die Schwellung zurückgebildet hat. Danach wird der Knochendeckel wieder eingesetzt. Mit dieser Operation, die von einem Neurochirurgen durchgeführt wird, kann die Sterberate nach einem solchen Schlaganfall mit lebensbedrohlichem Hirnödem um bis zu 80% gesenkt werden.

→ Ein Schlaganfall zieht häufig auch psychische Probleme nach sich, insbesondere Depressionen. Man spricht dann von einer **Post-Stroke-Depression.** Drei Monate nach einem Schlaganfall leidet ein Fünftel aller Schlaganfallpatienten unter depressiven Störungen. Näheres darüber lesen Sie im Kapitel „Leben nach dem Schlaganfall" ab *Seite 176.*

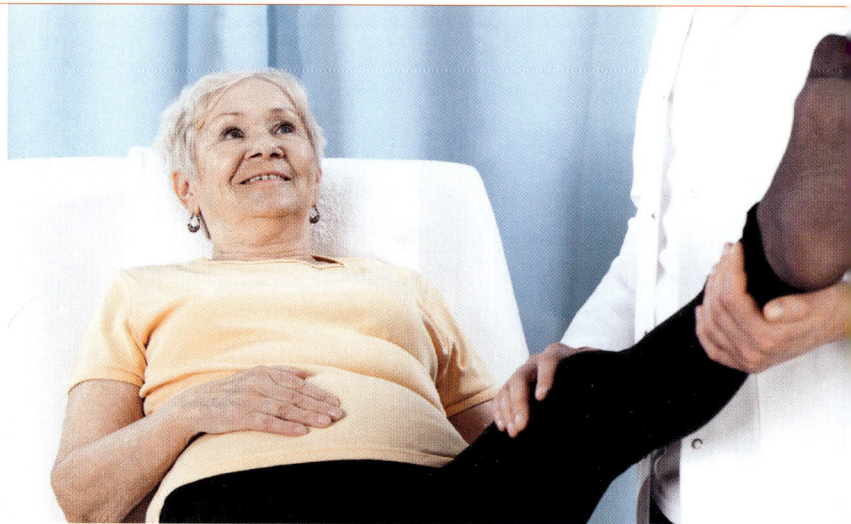

Die Rehabilitation beginnt
schon im Krankenbett

Erste Rehabilitationsmaßnahmen

Die ersten Stunden im Spital sind der Akutbehandlung gewidmet. Gleich danach beginnt bereits zeitgleich mit Ursachenabklärung und Komplikationsmanagement die Frührehabilitation mit Physiotherapie, Ergotherapie und Logotherapie. Diese Rehabilitation ist gleichzeitig Therapie nach dem ersten sowie Vorbeugung eines weiteren Schlaganfalls (Sekundärprävention). Näheres über Rehabilitation lesen Sie ab *Seite 150.*

Sekundärprävention

Prävention bedeutet Vorbeugung. Im Kapitel „Primärprävention" (*Seite 76)* haben Sie erfahren, wie man einem ersten (primären) Schlaganfall vorbeugt. In der Sekundärprävention geht es darum, einen zweiten (sekundären) oder weiteren Gehirnschlag zu vermeiden. Wie die Rehabilitation beginnt auch die Sekundärprävention bereits am Tag 1 der Behandlung, unmittelbar nach den Akutmaßnahmen und der Ursachenerforschung.

Zur Sekundärprävention zählen folgende Maßnahmen:
→ **Blutverdünnung**
   Jeder Schlaganfallpatient braucht blutverdünnende
   Medikamente zur Vorbeugung von Blutgerinnseln. Dafür
   stehen folgende Mittel zur Verfügung:

→ **Thrombozytenaggregationshemmer (= Thrombozytenfunktionshemmer oder Plättchenhemmer):** Dazu gehören z.B. Acetylsalicylsäure (ASS), Clopidogrel oder Dipyridamol. Diese Medikamente verhindern die Verklumpung von Blutplättchen.

→ **Vitamin-K-Antagonisten (Cumarine)** hemmen die Wirkung von Vitamin K, das die Gerinnungsneigung des Blutes erhöht. Durch die Behandlung mit diesen Gegenspielern von Vitamin K kann daher eine übermäßige Gerinnung des Blutes reduziert und die Bildung von Blutgerinnseln verhindert werden.

→ **Medikamente gegen Risikofaktoren**

Hier kommen wie in der Primärprävention (*Seite 76)* folgende Medikamente zum Einsatz:

Bei Bluthochdruck:
ACE-Hemmer, Angiotensin-Rezeptorblocker (Sartane), Betablocker, Diuretika, Kalziumantagonisten (Kalziumkanalblocker) u.a.

Bei Diabetes:
→ **Orale Antidiabetika:** Metformin, Sulfonylharnstoffe, Glukosidasehemmer, Glinide, Glitazone, DPP-4-Hemmer (Gliptine)
→ **Insulin**

Bei erhöhten Blutfettwerten:
→ **Statine**
→ **Cholesterinresorptionshemmer**

Bei Vorhofflimmern:
→ *Antiarrhythmika*
→ *blutverdünnende Medikamente*

> → **Neue orale Antikoagulanzien** mit den Wirkstoffen Rivaroxaban, Dabigatran und Apixaban: Sie wirken wie Vitamin-K-Antagonisten, haben jedoch den Vorteil, dass sie das Risiko einer Hirnblutung im Vergleich zu einer Therapie mit Vitamin-K-Antagonisten reduzieren, einfacher anzuwenden und mit weniger Wechselwirkungen verbunden sind.
> *Nachteile:* höheres Herzinfarktrisiko unter Dabigatran, kein etabliertes Antidot (Gegenmittel), „Verfälschung" der Ergebnisse von Gerinnungsbefunden, keine regelmäßige Überwachung durch den Arzt, da engmaschige Kontrollen nicht notwendig sind.

Eine ausführliche Beschreibung der genannten Medikamente zur Blutverdünnung und gegen Risikofaktoren finden Sie ab *Seite 102.*

→ **Lebensstilmaßnahmen**
Ebenso wie in der Primärprävention spielt der Lebensstil in der Vermeidung eines weiteren Schlaganfalls ebenfalls eine bedeutende Rolle. Daher gelten auch hier die gleichen Empfehlungen wie für die Primärprävention.

→ *Reduktion von eventuellem Übergewicht*
Warum sollte man abnehmen? Übergewicht belastet das Herz und erhöht den Blutdruck. Wie bereits mehrfach erwähnt, ist Bluthochdruck der wichtigste Risikofaktor für einen Schlaganfall.
Darüber hinaus wird durch Fettansammlung im Bauchraum ein Stoff produziert, der den Blutzuckerhaushalt negativ beeinflusst. Es steigt also die Gefahr für Diabetes, den zweithäufigsten Risikofaktor für einen Hirnschlag.

Eine Gewichtsreduktion wirkt sich außerdem positiv auf die Senkung der Blutfettwerte aus.

→ *Stressabbau*

Bei Anspannung, Stress oder seelischer Überlastung werden so genannte Stresshormone (Adrenalin, Noradrenalin und Kortisol) vermehrt produziert. Diese Hormone treiben den Blutdruck in die Höhe. Bei länger anhaltendem Stress kann sich daher chronischer Bluthochdruck entwickeln, der wiederum die Gefahr für einen Schlaganfall erhöht.

→ *Ernährung*

Die Umstellung auf eine gesunde, kalorienreduzierte, salz- und zuckerarme Ernährung, bei der großteils auf tierische Fette verzichtet wird und Fette aus Pflanzen oder Fisch bevorzugt werden, kann den meisten Risikofaktoren für einen Schlaganfall entgegenwirken.

→ *Bewegung*

Regelmäßige körperliche Aktivität unterstützt die Gewichtsabnahme, vermag den Blutdruck bis zu einem gewissen Grad zu regulieren, beeinflusst die Blutfette positiv und fördert generell die Gesundheit der Blutgefäße und des Herz-Kreislauf-Systems.

Das Rauchfrei Telefon
0800 810 013
www.rauchfrei.at

→ *Rauchausstieg*

Zigarettenrauch reizt die Gefäßinnenwände, beschleunigt die Entwicklung von Atherosklerose, begünstigt die Verklumpung von Blutplättchen und trägt damit zur Entstehung von Blutgerinnseln bei. Daher zählt Rauchausstieg zu den wichtigsten Maßnahmen, um einem Schlaganfall vorzubeugen. Hilfe, Informationen und Beratung bieten das „Rauchfrei-Telefon" unter 0800 810 013 bzw. *www.rauchfrei.at*.

Akutbehandlung einer Gehirnblutung

Zur Erinnerung:

*Bei 15% aller Betroffenen wird der Schlaganfall durch eine Gehirnblutung ausgelöst. Man spricht von einem **hämorrhagischen Schlaganfall.** Hierfür gibt es zwei mögliche Ursachen:*

→ ***eine intrazerebrale Blutung*** *(ICH), bei der eine Gehirnarterie zerreißt. Blut spritzt unter hohem Druck ins Gehirngewebe;*

→ ***eine subarachnoidale Blutung*** *(SAB), bei der ein Aneurysma platzt. Hier bleibt die Blutung an der Gehirnoberfläche.*

Therapie der intrazerebralen Blutung (geplatzte Gehirnarterie)

Wenn eine Gehirnarterie platzt, spritzt das Blut so lange aus dem Gefäß ins Gehirngewebe, bis der Gegendruck von Gehirn und Schädel dies nicht mehr zulässt. Damit stockt das Blut und verstopft die Arterie wie ein Korken. Daher ist auch hier wie beim Blutgerinnsel die Versorgung des Gehirns unterbrochen. Eine Lysetherapie kommt bei der intrazerebralen Blutung als Behandlung nicht infrage.

Welche Möglichkeiten gibt es daher?

→ **Blutabsaugung:**

Diese Maßnahme ist zwar grundsätzlich möglich, funktioniert aber nur dann, wenn die Blutung an der Oberfläche liegt. Keinesfalls kann diese Methode zum Einsatz kommen, wenn sich die Blutung in der Tiefe des Gehirns befindet, was bei Gehirnblutungen jedoch häufig der Fall ist.

→ **Medikamentöse Behandlung:**

Man senkt durch Medikamente den hohen Blutdruck, der die Blutung verursacht hat. In der Folge wird das Blut von selbst aufgesaugt.

→ **Absenken des Hirndrucks:**

Durch den Druck im Hirn kann es sehr leicht zu einer tödlichen Hirnschwellung kommen. Es werden daher Maßnahmen ergriffen, die den Hirndruck absenken (z.B. künstliche Beatmung).

Therapie der Aneurysmablutung (subarachnoidale Blutung)

Im Falle einer Aneurysmablutung kann das Blut keinesfalls abgesaugt werden. In der Behandlung geht es in erster Linie darum, lebensgefährliche Komplikationen zu verhindern.

Die drei gefährlichsten Komplikationen, die nach einem geplatzten Aneurysma auftreten können, sind:

→ *Rezidivblutung (Nachblutung)*

→ *Vasospasmus (Gefäßkrampf)*

→ *Hydrozephalus (Erweiterung der inneren Hirnkammern)*

Ein Aneurysma stellt eine permanente potenzielle Blutungsgefahr dar

→ **Nachblutung verhindern**

Die Gefahr einer Rezidivblutung ist bereits in den ersten Stunden nach dem Platzen eines Aneurysmas gegeben. Vorrangiges Ziel der Akutbehandlung ist daher die Ausschaltung des Aneurysmas aus dem Blutkreislauf, um zu verhindern, dass es zu einer Nachblutung kommt.

Bei einem Aneurysma handelt es sich um eine Ausstülpung aus dem Blutgefäß (siehe *Seite 18*). Die Wand eines solchen Aneurysmas ist wesentlich dünner als eine normale Gefäßwand. Daher stellt dies eine permanente potenzielle Blutungsgefahr dar. Das Aneurysma muss folglich so rasch wie möglich vom eigentlichen Blutgefäß abgetrennt werden.

Dafür stehen zwei operative Methoden zur Verfügung: Clipping und Coiling.

→ *Aneurysma-Clipping:*

Im Zuge einer Operation wird auf den Hals des Aneurysmas ein Clip (bedeutet übersetzt „Klammer", „Spange") aufgesetzt, der den Blutzustrom von der Hirnarterie in die Aussackung unterbindet. Dieser Clip funktioniert wie eine breite Klammer und trennt das Aneurysma vom Gefäß. Der Eingriff wird von einem Neurochirurgen vorgenommen und ist nur dann möglich, wenn das Aneurysma für den Operateur gut zugänglich ist. Besteht ein Gefäßkrampf, kann kein Clip gesetzt werden.

→ *Aneurysma-Coiling:*

Diese von einem Radiologen durchgeführte interventionelle Methode stellt seit mehr als 20 Jahren eine Alternative zum chirurgischen Eingriff (Clipping) dar. Mit einem dünnen Katheter wird über die Leistenarterie eine weiche, haarfeine Platin-Spirale (Coil) in gestrecktem Zustand bis zum Aneurysma transportiert. Wird diese vor Ort aus dem Katheter herausgeschoben, rollt sie sich zu einer festen Spirale auf, die das Aneurysma voll ausfüllt und damit verschließt. Bei einem größeren Aneurysma kann es auch notwendig sein, mehrere Coils einzubringen. Der gesamte Vorgang wird über einen Bildschirm überwacht.

Ob bei einem Aneurysma die Clipping- oder die Coiling-Methode zur Anwendung kommt, hängt von vielen Faktoren ab, u.a. Lage und Beschaffenheit der Aussackung. Die Entscheidung wird von Neuroradiologen und Neurochirurgen gemeinsam getroffen.

→ **Gefäßkrampf vorbeugen und behandeln**

Unbehandelt tritt nach einer Aneurysmablutung fast immer eine Verkrampfung der Arterie auf, die sich dadurch verengt und einen zusätzlichen ischämischen Schlaganfall auslöst. Die Gefahr ist 48 Stunden bis zu zwei Wochen nach dem Ereignis gegeben. Danach lösen sich die Spasmen (Krämpfe) wieder. Die Ursache für diesen Gefäßkrampf ist noch nicht vollends geklärt.

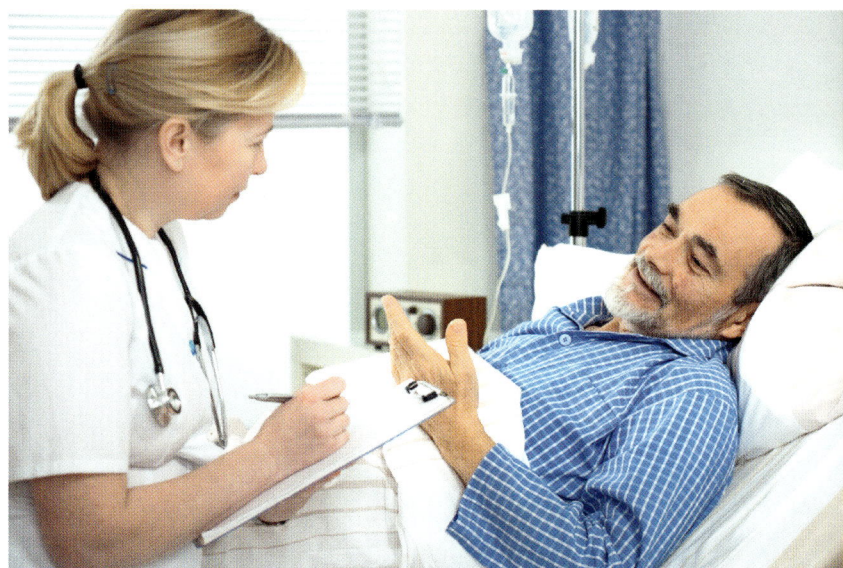

Patienten unter 3-H-
Therapie müssen strengs-
tens überwacht werden

Mit folgenden Maßnahmen kann man der Verkrampfung vorbeugen bzw. sie behandeln:

→ **3-H-Therapie:**
Der Name leitet sich von ihren drei Zielen ab:
Hypervolämie (Erhöhung des Flüssigkeitsvolumens im Blutsystem),
Hypertonie/Hypertension (Erhöhung des Blutdrucks),
Hämodilution (Blutverdünnung).
Die Therapie verfolgt das Ziel, die gestörte Durchblutung des geschädigten Hirngewebes zu verbessern. Dazu werden der Blutfluss sowie der innere Druck der Gefäße vorüberge- hend erhöht und die Viskosität (Zähigkeit) des Blutes durch Blutverdünnung (Hämodilution) erniedrigt.
Das Verfahren muss strengstens überwacht werden, um eine gefährliche Grenzüberschreitung zu verhindern.
Zusätzlich können Kalziumantagonisten verabreicht werden.

→ *Ballondehnung:*

Bei dieser Methode wird das Gefäß von innen über einen Katheter erweitert, ohne einen Stent zu setzen. Das Verfahren ist nur in wenigen Fällen geeignet und wird nur in spezialisierten Zentren durchgeführt.

→ **Behandlung eines Hydrozephalus**

Werden in den inneren Hirnkammern die Abflusswege durch das aus dem Aneurysma ausgetretene Blut verklebt, so kann die Gehirnflüssigkeit (Liquor) nicht abfließen. Die Hirnkammern erweitern sich wie zu einem Ballon ("Wasserkopf"). Diese Komplikation tritt oft erst Monate nach der Gehirnblutung auf.

Als vorübergehende Therapie legt der Arzt für einige Tage eine Überlaufdrainage oder ein Ventrikelventil. Dabei wird die Flüssigkeit über eine Art Schlauch vom Kopf nach außen abgeleitet.

Ist eine dauerhafte Lösung erforderlich, so erfolgt eine Ableitung des Wassers in das Körperinnere von den Hirnkammern über Venen und Herz.

Ihre Fragen – unsere Antworten

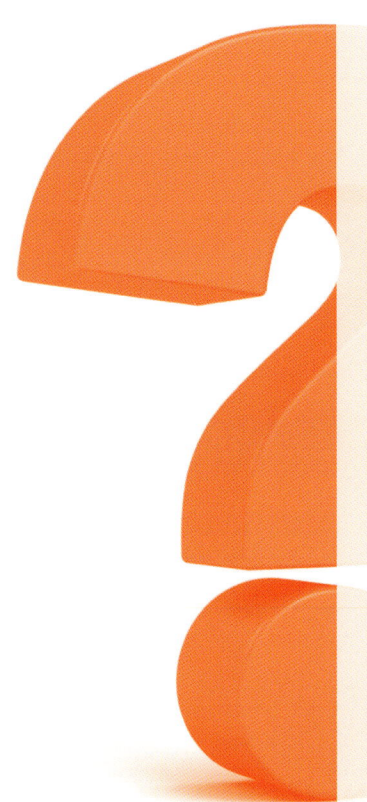

→ *Was geschieht bei einem Schlaganfall als Erstes im Spital?*

Zunächst erfolgt die Diagnose. Der Neurologe überprüft Reflexe, Bewegungsfähigkeit, Sprechen und Empfindung. Der Radiologe untersucht mittels Magnetresonanztomografie oder Computertomografie, ob tatsächlich ein Schlaganfall vorliegt und ob es sich um eine verstopfte Arterie oder eine Gehirnblutung handelt. Danach erfolgt die Akuttherapie.

→ *Wie wird ein Blutgerinnsel aufgelöst?*

Mit der so genannten Lysetherapie. Ein das Blutgerinnsel auflösendes Medikament mit dem Wirkstoff tPA wird für die Dauer von 60 Minuten in die Vene gespritzt. Es darf aber nur bei einem ischämischen Schlaganfall verabreicht werden, der nicht länger als 4,5 Stunden zurückliegt. Danach oder wenn es sich um eine Gehirnblutung handelt, wird diese Therapie zur Gefahr!

→ *Warum ist das Zeitfenster von 4,5 Stunden für die Lysetherapie so wichtig?*

Einerseits sterben nach dieser Zeit die vom Schlaganfall betroffenen Nervenzellen ab und die Therapie hilft nicht mehr. Andererseits wird nach 4,5 Stunden die verschlossene Arterie brüchig und undicht und durch die Auflösung des Gerinnsels kann Blut mit großem Druck aus dem Gefäß austreten und in das Gehirngewebe eindringen. Nach dieser Zeitspanne steigt also die Gefahr für eine zusätzliche Gehirnblutung.

→ *Was passiert, wenn man den Zeitpunkt des Schlaganfalls nicht kennt?*

Anhand von charakteristischen Veränderungen im Gehirn kann der Radiologe mithilfe der Magnetresonanztomografie bzw. der Computertomografie ungefähr abschätzen, wie lange der Schlaganfall zurückliegt.

→ *Warum sollte die Behandlung im Optimalfall in einem spezialisierten Zentrum durchgeführt werden?*

In einem Schlaganfallzentrum („Stroke Unit") stehen alle notwendigen hoch spezialisierten Apparate und entsprechend geschultes Personal zur Verfügung. Das ist vor allem deshalb so wichtig, weil in den Stunden und Tagen nach dem Gehirnschlag lebensgefährliche Komplikationen auftreten können, die besser erkannt und behoben werden können, wenn der Patient durch speziell ausgebildetes Personal und mit entsprechenden Apparaten ständig überwacht wird.

→ *Was versteht man unter Sekundärprävention?*

Maßnahmen zur Vorbeugung eines zweiten oder weiteren Schlaganfalls. Dazu zählen die Behandlung mit blutverdünnenden Medikamenten und mit Medikamenten gegen die auslösenden Risikofaktoren (Bluthochdruck etc.) sowie Lebensstilmaßnahmen wie Reduktion von Übergewicht, Stressabbau, Umstellung auf gesunde Ernährung und regelmäßige Bewegung.

→ *Wie wird eine Gehirnblutung behandelt?*

Handelt es sich um eine geplatzte Gehirnarterie, so senkt man mit Medikamenten den Blutdruck und mit Maßnahmen wie künstlicher Beatmung den Druck im Gehirn, um eine tödliche Hirnschwellung zu vermeiden. Manchmal ist es möglich, das ausgetretene Blut abzusaugen.

Nach dem Platzen eines Aneurysmas geht es darum, lebensgefährliche Komplikationen, wie z.B. Nachblutungen, zu verhindern. Dazu muss das Aneurysma aus dem Blutkreislauf ausgeschaltet werden. Entweder wird dafür das Aneurysma mit einer Art Klammer vom betroffenen Blutgefäß abgetrennt oder mit einer Art Spirale dicht verschlossen. Die beiden Methoden nennt man Clipping bzw. Coiling.

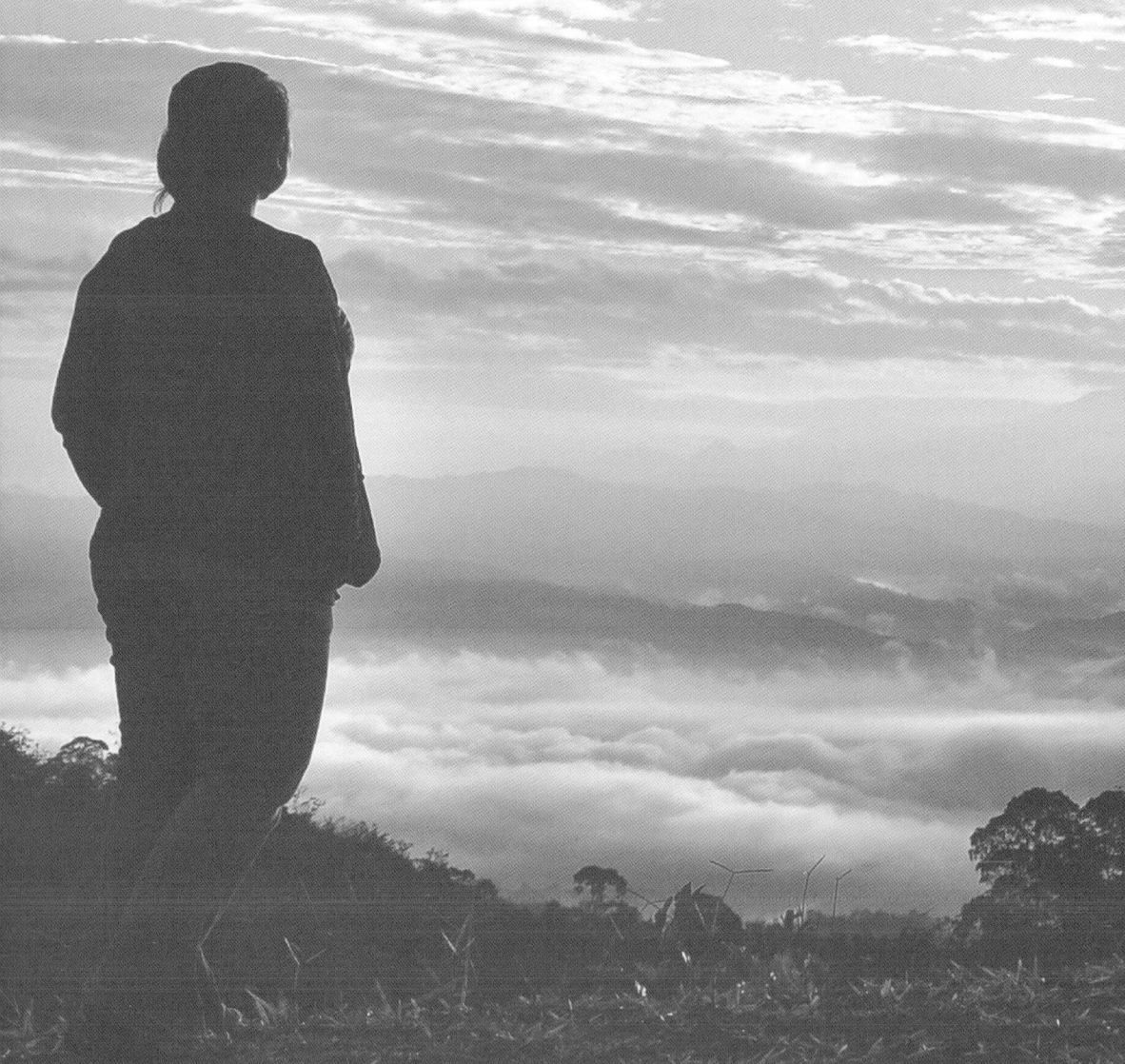

Rehabilitation

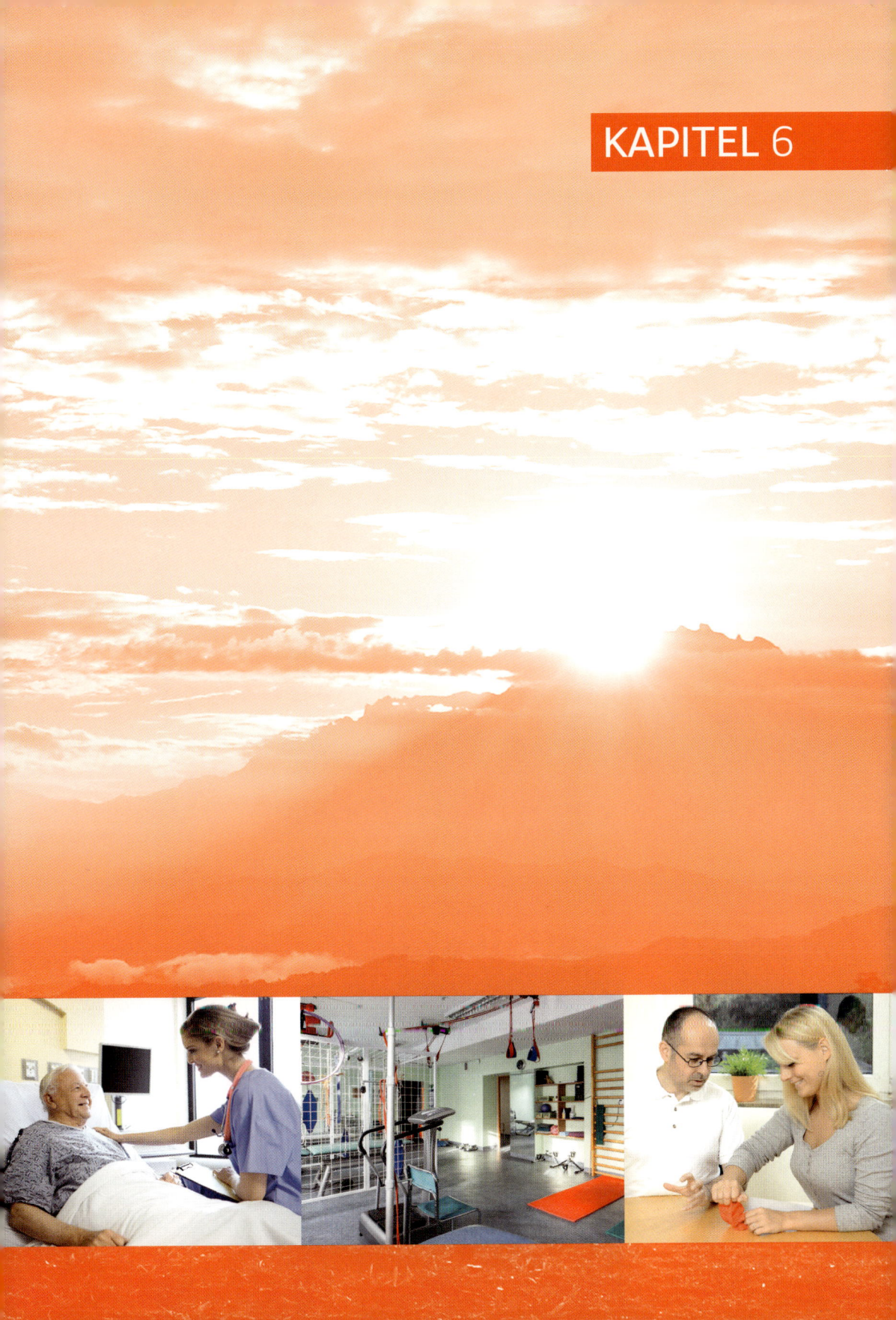

KAPITEL 6

Schritt für Schritt zurück ins Leben

Am Anfang stand die Angst um das Leben. Danach kamen die ersten Hoffnungsschimmer durch die Behandlung und schließlich die Mühen und Erfolge der Rehabilitation. Am Ende stand Dankbarkeit für jeden kleinen oder größeren Fortschritt. Drei Schlaganfallpatienten schreiben „ihren" Ärzten, Therapeuten und Pflegern:

Blicke mit Freude in die Zukunft

Nach meinem Schlaganfall habe ich sieben Wochen im Tiefschlaf auf der Intensivstation verbracht – daran kann ich mich nicht erinnern. Anfangs kämpfte ich mit erhöhtem Hirndruck, hohem Fieber, Infektionen und musste künstlich ernährt und beatmet werden. Nach dem „Aufwachen" auf der Intensivstation lernte ich wieder atmen, essen, trinken und erkannte – Gott sei Dank – meine Familie. Mithilfe der Logopädin lernte ich in der Rehabilitation wieder zu kommunizieren. An der rechten Körperhälfte war ich gelähmt. Aber man brachte mir bei, mit der linken Hand zu essen und mich mit dem Rollstuhl fortzubewegen. Mittlerweile kann ich auch das betroffene rechte Bein wieder bewegen und bin schon imstande, mit Unterstützung einige Schritte zu gehen.

Ich sehe, dass ich noch einen langen Weg der Rehabilitation vor mir habe, blicke aber mit Freude und auch Spannung in die Zukunft. Ich bin überzeugt, dass ich mit der Unterstützung der Therapeuten, meiner Familie und meiner eigenen Geduld und Ausdauer eine weitere Verbesserung meiner Lebensqualität erzielen kann. Vielen herzlichen Dank für alles!

Ich hatte unglaubliches Glück!

Ich war 50 Jahre alt, hatte eine große Firma aufgebaut und wie alle erfolgreichen Menschen keine Zeit für ein Privatleben. Später, so dachte ich jahrelang, später würde ich mich einmal aus der Firma zurückziehen und mehr Zeit mit meiner Frau verbringen. Was später kam, war allerdings die Scheidung. Ehrlich gestanden, hat mir das Alleinsein nach der Scheidung gar nicht so viel ausgemacht; ich konnte in der Firma bleiben, so lange ich wollte - ohne schlechtes Gewissen. Ich arbeitete immer mehr und verlor mich selbst gänzlich aus den Augen. Doch dann änderte sich alles.

Eines Tages bekam ich während eines Geschäftsessens plötzlich rasende Kopfschmerzen und begann undeutlich zu sprechen. Dann fiel mir die Gabel aus der Hand. Einer meiner Geschäftspartner war glücklicherweise Mediziner und tippte sofort auf einen Schlaganfall. Ein weiteres unglaubliches Glück war, dass sich gegenüber von dem Restaurant, in dem wir aßen, ein neurologisches Krankenhaus mit Schlaganfall-abteilung befand. Man brachte mich umgehend dorthin und ich wurde sofort mit allen zur Verfügung stehenden Maßnahmen behandelt.

Nach wenigen Wochen konnte ich das Spital gesund wieder verlassen. Aber ich war nicht mehr derselbe. Dankbarkeit und Demut waren ab sofort bestimmend für mein Leben. Dankbarkeit allen Ärzten, Pflegern und Therapeuten gegenüber, die mich mit unendlicher Geduld zurück ins Leben geführt haben. Dankbarkeit gegenüber dem Schicksal, weil der Schlaganfall unter so „günstigen" Umständen erfolgte. Und Dankbarkeit der Krankheit gegenüber, die mich veranlasst hat, mich selbst neu zu entdecken.

Heute widme ich meine Zeit der Wohltätigkeitsarbeit, dem Sport, neuen kreativen Hobbys und - meiner neuen Frau, mit der ich sehr glücklich bin und demnächst das fünfte Jahr meiner „Wiedergeburt" feiere.

Die ersten Schritte waren die schönsten Momente

Liebes Team!

Nach dem großen Schock, den der Schlaganfall bei mir und meinen Verwandten ausgelöst hat, und nach den schweren Tagen auf der Schlaganfall-Überwachungsstation war es ein Segen, wieder auf die eigenen Beine gestellt zu werden. Jeder Tag hat einen kleinen Fortschritt bedeutet und Hoffnung auf Genesung gebracht. Die ersten Schritte nach dem Schlaganfall waren die schönsten Momente seit Langem und nach und nach habe ich auch meine Sprache wiedergefunden. Ich bin so froh, meinem Mann und meinen Kindern lustige Geschichten erzählen zu können. Das muntert sie auf. Ich habe eine Aufgabe! Ich darf den Kopf nicht hängen lassen. Noch unfähig, ohne beidseitige Stütze durch Hilfs-personen zu stehen oder zu gehen, habe ich die Rehabilitation angetreten. Mittlerweile sind vier Wochen vergangen und ich habe viel erreicht.

Ich darf noch weitere zwei Wochen im Rehabilitationszentrum verbringen. Sie sagen, ich sei so motiviert und der Einsatz zahle sich aus!

Mit acht Therapien und dreimal Schwimmen am Tag werde ich sicher wieder fit. Meine Physiotherapeuten kommen mit meinem Trainingswillen und Durchhaltevermögen gar nicht mehr mit. Das Stufensteigen bis in den dritten Stock wird täglich mehrmals trainiert. Anschließend gibt es zur Belohnung einen Cappuccino auf der Sonnenterrasse. Ich kann mich schon sehr gut auf meinen beiden Füßen halten. Und wenn es sein muss, auch einen Gang höher schalten.

Abends bin ich schon um 20.30 Uhr völlig ermüdet und schlafe im Bett sofort ein. Das ist auch notwendig, um den nächsten Tag erfrischt beginnen zu können. Es ist schwerste Arbeit, die ich leisten muss, aber der Erfolg stellt sich in kleinen Portionen allmählich ein. Es zahlt sich aus, nicht aufgegeben zu haben. Ich danke euch allen für die Unterstützung, die aufmunternden Worte und das stete Motivieren, nicht aufzugeben!

Die **Akuttherapie** eines Schlaganfalls hat zum Ziel, das Leben des Patienten zu retten und Komplikationen zu verhindern bzw. zu behandeln.

Die **Rehabilitation** führt den Patienten danach Schritt für Schritt zurück ins Leben. Ziel ist die größtmögliche Wiederherstellung der durch den Hirnschlag beeinträchtigten Funktionen, die Wiedereingliederung des Betroffenen in sein soziales Umfeld, in seinen beruflichen Alltag und die Ermöglichung eines weitgehend selbstständigen Lebens.

Gleichzeitig tragen die Maßnahmen der Rehabilitation zur Vorbeugung eines weiteren Schlaganfalls bei und sind somit wichtiger Teil der Sekundärprävention (siehe *Seite 75)*.

Wichtig für eine erfolgreiche Rehabilitation:
→ *früher Beginn*
→ *möglichst hohe Intensität*
→ *Behandlung im interdisziplinären Team, das je nach Funktionseinschränkung individuell zusammengestellt wird*

Eine möglichst frühzeitige, zielgerichtete Rehabilitation kann zwar nicht alle Folgeschäden vollständig verhindern, jedoch in vielen Fällen deutlich verringern. Eine erfolgreiche Rehabilitation findet immer im Team statt, in dem Ärztinnen und Ärzte, Pflegekräfte und Fachpersonal aus den Bereichen Physiotherapie, Ergotherapie, Logopädie und Psychologie gleichermaßen wie die Betroffenen selbst und deren Angehörige eng zusammenarbeiten. Oberstes Ziel ist dabei, dem Schlaganfallpatienten ein weitgehend uneingeschränktes und selbstständiges Leben zu ermöglichen.

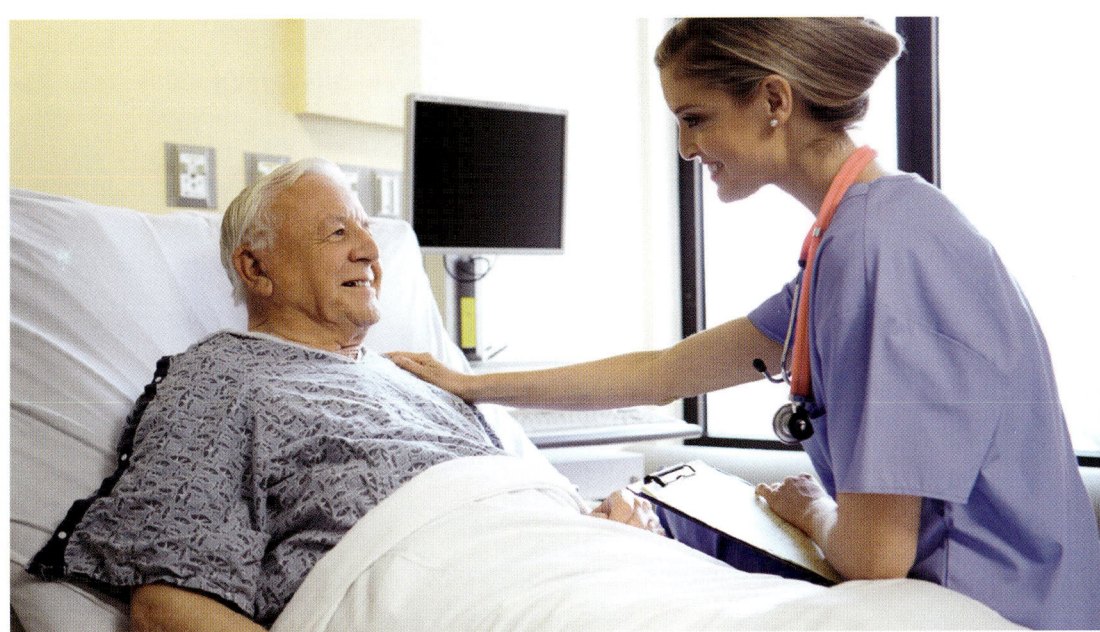

**Schon in die Frührehabilitation am Krankenbett sind mehrere
medizinische Berufsgruppen eingebunden**

Rehabilitation beginnt nicht erst im Rehabilitationszentrum

Unter Rehabilitation verstehen viele von uns einen „Ksurauf-
enthalt" nach der Entlassung aus dem Krankenhaus. Doch bei
Schlaganfallpatienten beginnt die Rehabilitation nicht erst in
der „Kuranstalt", sondern die Maßnahmen setzen normalerweise bereits am Tag 1 unmittelbar nach der Akutbehandlung
ein. Schon bei bettlägerigen Patienten sind erste, mit der Hilfe
von Physiotherapeuten durchgeführte Bewegungen im Bett
möglich. Idealerweise beginnt die Rehabilitation bereits am
ersten Tag der stationären Aufnahme – soweit es der Zustand
des Patienten erlaubt. Vor allem „Stroke Units" (spezielle
Schlaganfall-Überwachungseinheiten) und neurologische Sta-
tionen gewährleisten eine gezielte frühzeitige Rehabilitation.

Das Programm wird für jeden Patienten von einem Expertenteam individuell zusammengestellt

Die Rehabilitation erfolgt zunächst begleitend zu den medizinischen Behandlungen auf der Akutstation. Danach wird der Patient meist zur Akutnachbehandlung an eine Abteilung eines neurologischen Krankenhauses verlegt, wo er je nach Schwere der Erkrankung weitere Tage bis mehrere Wochen bleibt. Erst im Anschluss daran werden manche Patienten noch in einer externen Rehabilitationsanstalt behandelt. Einige Krankenhäuser verfügen über eine eigene Rehabilitationsabteilung.

Nach der Rückkehr ins eigene Zuhause sollten die Rehabilitationsmaßnahmen weiter ambulant bei niedergelassenen Experten oder auch daheim durchgeführt werden. Die Weiterführung der Therapie im Alltag ist enorm wichtig, weil mühsam Wiedererlerntes ohne regelmäßiges Training in Vergessenheit gerät.

Maßnahmen an Krankheits- phase angepasst

Welche Maßnahmen wann und wo gesetzt werden, hängt von der Krankheitsphase ab, in der sich der Patient befindet. Die Rehabilitation ist immer an den Schweregrad angepasst und wird laufend auf den sich ändernden Bedarf des Betroffenen abgestimmt. Auch wenn tote Gehirnzellen nicht ersetzt werden können, ist das Gehirn durchaus in der Lage, verloren gegangene Funktionen durch benachbarte Gebiete auszugleichen oder zu übernehmen. Diese Regenerationsfähigkeit nennt man „Plastizität des Nervensystems". Um sie voll ausnutzen zu können, braucht das Gehirn Anreize – und zwar möglichst früh. Durch unterschiedliche Maßnahmen wie physiotherapeutische oder logopädische Übungen können die verloren gegangenen Funktionen wieder neu erlernt und trainiert werden. Dafür muss zunächst das Ausmaß der beeinträchtigten körperlichen, geistigen und psychischen Funktionen erfasst werden. Auf Basis dieser Ergebnisse erstellt das Expertenteam ein individuelles Rehabilitationsprogramm, das sich aus Maßnahmen der Physiotherapie, Logopädie, Ergotherapie und Neuropsychologie zusammensetzt.

In der Rehabilitationsmedizin für neurologische Erkrankungen verwendet man ein Phasenmodell, nach dem die Patienten nach den Schweregraden A bis F eingeteilt werden. Allerdings durchlaufen nicht alle Patienten zwangsläufig alle Phasen; manchmal wird eine Phase übersprungen, viele Patienten bleiben aber auch in einer bestimmten Phase stecken und müssen mit dauerhaften Behinderungen leben.

Phase A: Akutphase. Die Zeit unmittelbar nach dem Schlaganfall, in der der Patient in einem Schwerpunktkrankenhaus behandelt wird.

Phase B: Phase der Frührehabilitation. Der Patient ist noch im Krankenhaus, meist bettlägerig und häufig von Komplikationen (Lungenentzündung, Harnwegsinfekte, Atemprobleme etc.) betroffen. Er ist vollkommen oder weitgehend unselbstständig und zwischendurch immer wieder bewusstseinsgestört.

Phase C: Ebenfalls noch Frührehabilitation. Betroffene sind in dieser Phase klar bei Bewusstsein, im Alltag aber behindert. Sie sind allerdings in der Lage, in der Therapie mitzuarbeiten. Die Rehabilitation kann stationär oder ambulant erfolgen.

Phase D: Die Patienten sind mobil, haben zwar noch Empfindungsstörungen auf der vom Schlaganfall betroffenen Seite und eventuell Teilleistungsschwächen beim Lesen, Rechnen etc., sind aber bei den Aktivitäten des täglichen Lebens (Waschen, Anziehen, Essen etc.) weitgehend selbstständig und können aktiv am Therapieprogramm mitarbeiten. Stationäre oder ambulante Rehabilitation.

Phase E: Langzeitrehabilitation. Betroffene sind weitgehend selbstständig und in der Lage, Alltag und Freizeit allein zu organisieren und zu verbringen. Zum Ausbau und zur Erhaltung der bereits erreichten Erfolge bedarf der Patient jedoch noch spezieller Rehabilitationsmaßnahmen.

Phase F: Wenn Patienten die Phase E nicht erreichen, sondern dauerhaft behindert bleiben, werden sie der Sonderphase F zugeordnet. Hier ist eine Langzeitrehabilitation erforderlich, um den bis dahin erreichten Zustand zu erhalten und einer Verschlechterung vorzubeugen.

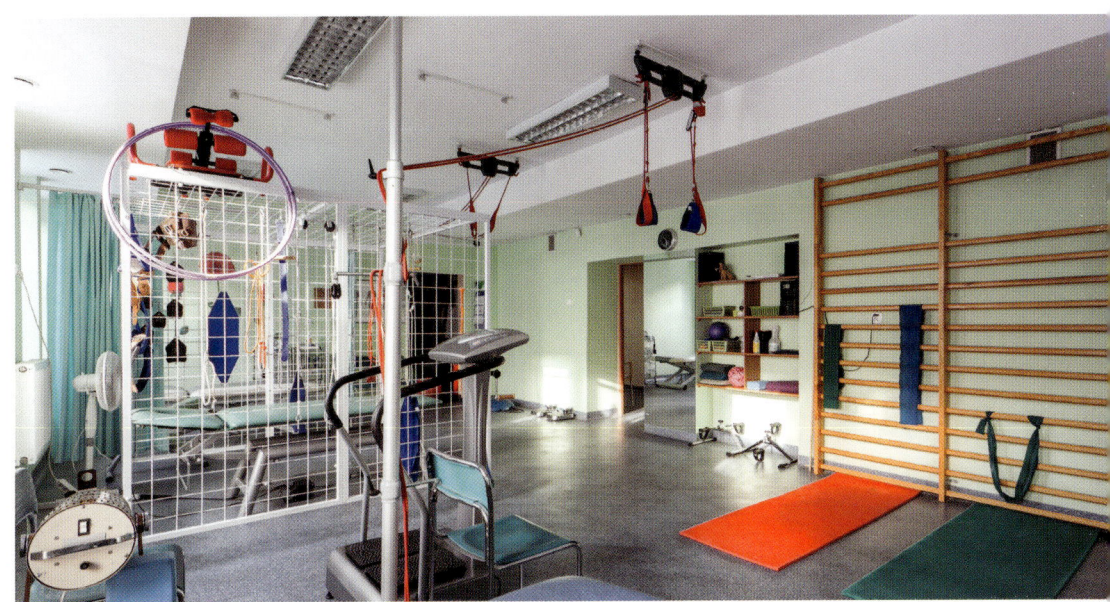

In vielen Fällen wird die Rehabilitation außerhalb des Spitals in speziellen Einrichtungen fortgesetzt

Dauer und Ziel der Rehabilitation

Es wird zwischen Frührehabilitation – die Teil der Betreuung im Akutspital ist – und Rehabilitation in externen, spezialisierten Zentren unterschieden. Die Frührehabilitation im Akutspital dauert durchschnittlich etwa drei Wochen, in schweren Fällen auch länger. Im Idealfall kommt der Betroffene direkt vom Krankenhaus in eine spezielle Rehabilitationseinrichtung. Da die Rehabilitation nicht mehr zum regulären Krankenhausaufenthalt zählt, muss sie beantragt werden. Dieser Antrag erfolgt meist bereits im Krankenhaus. Die Kosten für die medizinische Rehabilitation in einem Rehabilitationszentrum trägt die Sozialversicherung, wobei jedoch für den Patienten ein Kostenbeitrag vorgesehen ist. Bei besonderer sozialer Schutzbedürftigkeit (z.B. Bezug einer Ausgleichszulage) ist der Versicherte bzw. Pensionsbezieher von diesem Kostenbeitrag befreit.

Die Rehabilitation kann auch ambulant durchgeführt werden. Die ambulante Variante ist vor allem für Patienten vorgesehen, die nur leichte Beeinträchtigungen aufweisen und in der Nähe wohnen.

Zwei Merksätze für Betroffene und Angehörige:

1. **Haben Sie Geduld und freuen Sie sich über kleine Erfolge!** *Normalerweise braucht die Wiederherstellung der Funktionen Zeit und erfolgt Schritt für Schritt.*
2. **Werfen Sie die Flinte nicht ins Korn!** *Denn: Rehabilitation zahlt sich immer aus!*

Welches konkrete Ziel von den Therapeuten gemeinsam mit dem Patienten angepeilt wird, hängt von den individuellen Bedürfnissen des Betroffenen ab. Zuerst wird man grundlegende Ziele festlegen, die in naher Zukunft realisierbar sind, und den Patienten fragen: „Was wollen Sie in den nächsten sechs bis acht Wochen erreichen? Gehen? Sich alleine anziehen? Soll die Harnblase wieder funktionieren?" Erst danach kommen weiter entfernte Ziele, wie beispielsweise Autofahren oder Haushaltstätigkeiten.

Alle Übungen und Aufgaben sind stets alltagsnah gestaltet und an die Wünsche und Bedürfnisse des Patienten angepasst. Wer zu viel auf einmal erreichen will, wird enttäuscht werden, was sich wiederum negativ auf die Motivation auswirkt. Daher ist es wichtig, dass sowohl Therapeuten als auch Patienten und deren Angehörige selbst kleinste Fortschritte positiv bewerten! Der Patient muss wissen, dass er bereits viel erreicht hat und noch mehr erreichen wird.

Haben Sie Geduld, auch wenn es nur in kleinen
Schritten vorwärts geht!

Wer macht was in der Rehabilitation?

Wie bereits erwähnt, ist in das Rehabilitationsprogramm ein interdisziplinäres, also fachübergreifendes Team eingebunden, das abhängig von den individuellen Funktionseinschränkungen und Bedürfnissen des Patienten zusammengestellt wird.

→ Die Aufgaben des ärztlichen Personals

Der für die Rehabilitation zuständige Arzt, der in der Regel ebenfalls Neurologe ist, beurteilt den Gesundheitszustand des Betroffenen sowohl in Bezug auf die körperlichen Funktionen als auch auf die geistigen Fähigkeiten und die psychische Situation. Er untersucht den Patienten klinisch (Prüfung von Reflexen, Motorik etc.), macht sich mit der Krankengeschichte vertraut, erhebt Komplikationen, die im Anschluss an den Schlaganfall aufgetreten sind, sowie auch eventuelle Zusatzerkrankungen (Komorbiditäten).
Darüber hinaus sorgt er für die Fortführung der medikamentösen Prophylaxe (Vorbeugung) zur Vermeidung eines weiteren Schlaganfalls, die bereits in der Akutstation begonnen wurde, und ist für die Therapie von Komplikationen zuständig. Dann erstellt der Arzt einen Therapieplan und überprüft den Therapieerfolg im Verlauf der Behandlung.

→ Die Aufgaben der Neuropsychologie

Der Neuropsychologe testet den Patienten auf seine geistigen Funktionseinschränkungen und trainiert mit ihm Merkfähigkeit, Aufmerksamkeit und Konzentration. Im Fall einer Depression wird er ebenfalls hinzugezogen. Er erarbeitet gemeinsam mit dem Patienten Strategien zur Krankheitsbewältigung und ist auch für die psychologische Betreuung der Angehörigen zuständig.

→ Die Aufgaben des Pflegepersonals

Pflege bedeutet im Fall von Schlaganfallpatienten weit mehr als Körperhygiene, Fiebermessen, Blutdruckmessen, Verabreichen von Essen und Medikamenten, die Vorbeugung von Dekubitus (Wundliegen) etc. Das Pflegepersonal ist 24 Stunden für den Patienten da und in fast alle Therapien involviert.
So fungiert das Waschen des Patienten oft gleichzeitig als Therapie. Man kann dafür je nach Bedarf die beruhigende Waschung (Streichen in Haarrichtung) anwenden oder die anregende Waschung (gegen die Wuchsrichtung der Haare). Es wird übrigens großer Wert auf die Verwendung der eigenen Seife mit der gewohnten Duftnote gelegt. Auch beim Anziehen sollte nach Möglichkeit die eigene Kleidung verwendet werden.

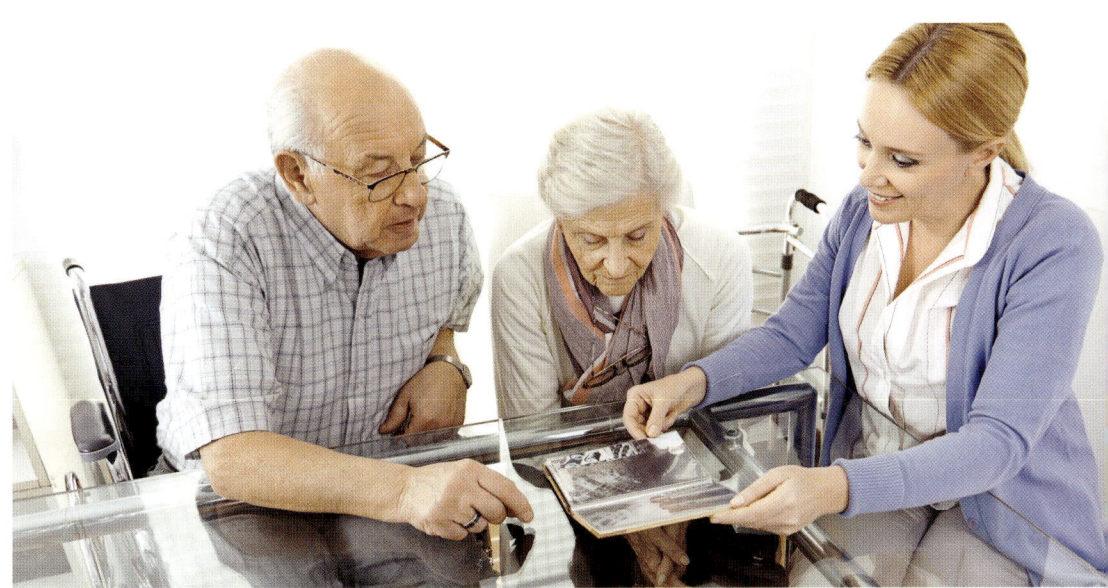

Angehörige werden vom Pflegepersonal informiert und geschult

Darüber hinaus ist die Stimulation des Patienten eine wichtige Aufgabe. Man unterscheidet vier Arten der Stimulation:

→ **Basale Stimulation:** Hier werden vom Riechen über das Schmecken bis zum Hören alle Sinne angeregt.

→ **Akustische Stimulation:** Dafür werden z.B. die Lieblings-musik oder Stimmen von Angehörigen eingesetzt.

→ **Visuelle Stimulation:** Man zeigt dem Patienten Fotos (vom Urlaub, von den Enkelkindern, von einem Haustier) und spricht mit ihm darüber.

→ **Orale Stimulation:** Man weckt in dem Betroffenen Erinne-rungen an einen vertrauten Geschmack, indem man ihm den Mund z.B. mit seinem Lieblingsgetränk auswischt.

Ein weiteres Aufgabengebiet des Pflegepersonals ist die Schu-lung der Angehörigen in rückenschonendem Heben etc.

Physiotherapie hat die Wiederherstellung verloren gegangener Körperfunktionen zum Ziel

→ Die Aufgaben der Physiotherapie

Ziel der Physiotherapie ist die weitgehende Wiederherstellung der verloren gegangenen Körperfunktionen. Physiotherapeuten arbeiten mit dem Patienten anfangs am freien Sitzen und schaffen dann durch entsprechende Übungen die Voraussetzungen für das Aufstehen aus dem Bett.

In weiterer Folge werden Gleichgewicht, Gangsicherheit und Kraft trainiert, übermäßige Muskelspannung (Spastik) wird behandelt, die Wahrnehmung für die betroffene, (teils) gefühllose Seite wird geschärft. Darüber hinaus zählen die Sturzprophylaxe und die Vorbeugung von aus der Funktionseinschränkung resultierenden falschen Bewegungsmustern (Komplikationsprophylaxe) zu den Aufgaben der Physiotherapeuten.

Wiederherstellung der motorischen Funktionen

Um auf der gefühllosen bzw. gelähmten Körperseite die motorischen Funktionen weitgehend wieder herzustellen, werden
zur Unterstützung verschiedene Techniken angewendet. Einige Beispiele:

→ **Constrained Induced Movement Therapy (CIMT):** Bei
Bewegungen und Tätigkeiten muss der Patient forciert Arm
bzw. Hand jener Seite einsetzen, die durch den Schlaganfall
geschwächt ist. So wird beispielsweise über die gesunde
Hand ein Handschuh gestülpt und der Patient „gezwungen",
einen Gegenstand nur mit der schwächeren Hand zu heben.
Ziel dieser Technik ist es, Restfunktionen im Gehirn, die
durch die Krankheit inaktiv sind, wieder zu aktivieren. Auch
kann man damit erreichen, dass andere Gehirnbereiche
diese Funktionen übernehmen.
→ **Elektrostimulation mit Feedback:** Der an ein Elektrosti-
mulationsgerät angeschlossene Patient versucht, aus eige-
ner Kraft eine minimale Bewegung auszuführen. Die elektri-
schen Impulse, die das Gerät abgibt, verstärken die
Muskelspannung, damit er die Bewegung vollenden kann.
→ **Robotic:** Therapiegeräte, in die der Betroffene eingespannt
wird, übernehmen für den Patienten (zum Teil) die Bewegung. Ziel ist, die Bewegungsabläufe möglichst oft zu wie-
derholen, damit diese vom Gehirn gespeichert werden und
in Zukunft abrufbar sind.

Ergotherapeuten bereiten den Patienten auf den Alltag vor

Wahrnehmungsförderung

Damit will man erreichen, dass der Patient die gefühllose Seite nicht „vergisst", sondern sie gezielt in seine Handlungen einbaut. Im Training versucht man, die Sensibilität auf der betroffenen Seite wieder anzuregen. Man zeigt dem Betroffenen, wie wichtig die richtige Lagerung des gelähmten Armes ist, um diesen beispielsweise vor Verletzungen zu schützen. Durch Übungen wird die Körpersymmetriewahrnehmung wiederhergestellt.

Auch die Spiegeltherapie fördert das Bewusstsein für die geschwächte Körperhälfte. Über einen Spiegel wird dem Patienten die gesunde Hand seitenverkehrt gezeigt, sodass er deren Bewegungen als jene der anderen, gefühllosen Seite wahrnimmt. Mit dieser Methode werden die Spiegelneuronen im Gehirn beeinflusst.

Hilfe bei Spastik

Manche Patienten leiden in der ersten Zeit nach einem Schlaganfall unter überschießender Muskelanspannung. Durch Kältebehandlung, richtige Lagerung, gezielte Gewichtsbelastung und passive Bewegungen kann die Muskulatur vorübergehend wieder gelockert und die Muskelspannung reguliert werden. Auch Schienenversorgung oder orthopädische Schuhe sind hilfreich. Zusätzlich verordnet der Arzt bei Bedarf muskelentspannende Medikamente.

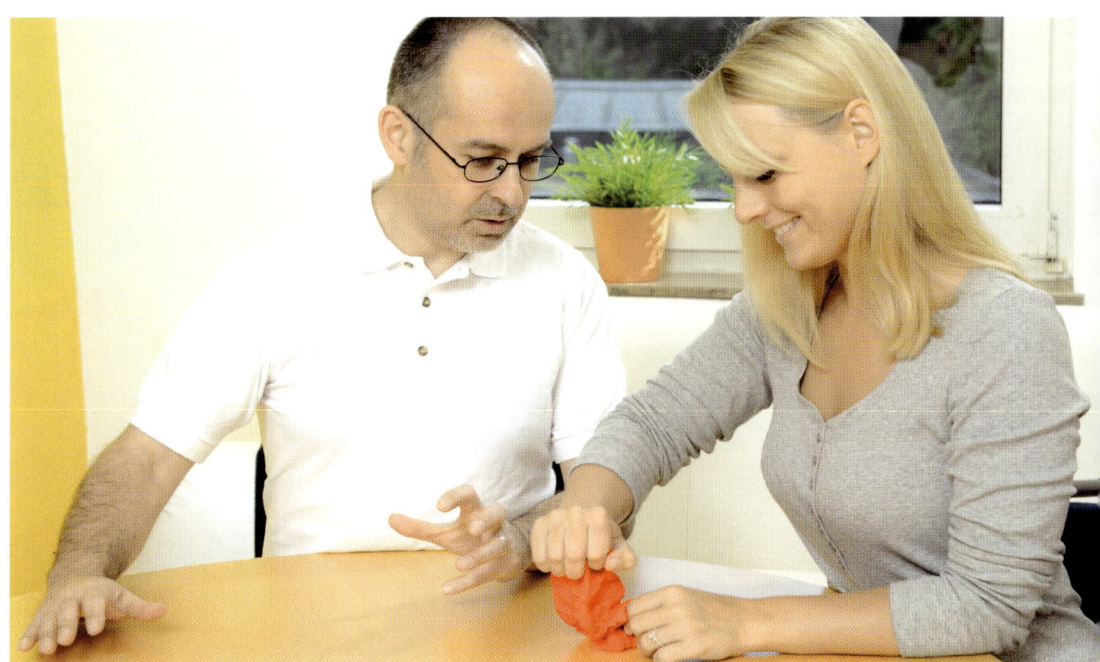

**Für den Alltag ist Greifen und damit die Wiederherstellung der Hand-
und Armfunktionen besonders wichtig**

→ Die Aufgaben der Ergotherapie

Das große Schlagwort der Ergotherapie lautet „Alltag"! Ergotherapeuten arbeiten eng mit den Physiotherapeuten
zusammen, sie gehen in der Rehabilitation des Patienten
aber einen Schritt weiter. Wenn die Physiotherapie daran
arbeitet, dass der Patient sitzen kann, so ist das Ziel der
Ergotherapeuten, dass er sich (sitzend) sein T-Shirt selbst
anziehen kann. Hauptaufgabe der Ergotherapie ist es, den
Patienten bei der Wiedereingliederung in den Alltag zu unterstützen. Therapeuten helfen den Betroffenen, früher
selbstverständliche Handlungen wie Anziehen, Waschen
etc. wieder zu erlernen bzw. verlorene Funktionen zu kom-
pensieren. Kann der Patient z.B. den Fuß nicht heben, so
zeigt man ihm, wie er sich trotz dieser Behinderung alleine
die Füße waschen kann.

Sprach-, Sprech- und Schluckstörungen werden durch Logopäden behandelt

Ergotherapeutisches Training ist stets auf Alltag und konkrete Anwendung bezogen. Eine besonders beliebte Übung in der Therapie ist beispielsweise Kaffeekochen. In dieser für gesunde Menschen simplen Tätigkeit sind nämlich zahlreiche Aktivitäten „versteckt", die Schlaganfallpatienten sowohl kognitiv, also das Denken, Merken und Wahrnehmen betreffend, als auch handwerklich herausfordern: Der Patient muss den Kaffeefilter in die Hand nehmen, auf die Kanne aufsetzen, Wasser eingießen, Kaffee einfüllen, die Maschine einschalten, die Kanne ausleeren, die Maschine wieder ausschalten – diese Abfolge trainiert manuelle Fertigkeiten und das Erinnerungsvermögen (nach welcher Reihenfolge muss ich vorgehen?). Auch Würfelspiele, Rätsel, Korbflechten, Malen oder Werken mit Holz kommen zum Einsatz.

Da das Greifen für den Alltag besonders wichtig ist, konzentriert sich die Ergotherapie in erster Linie auf die Armfunktionen.

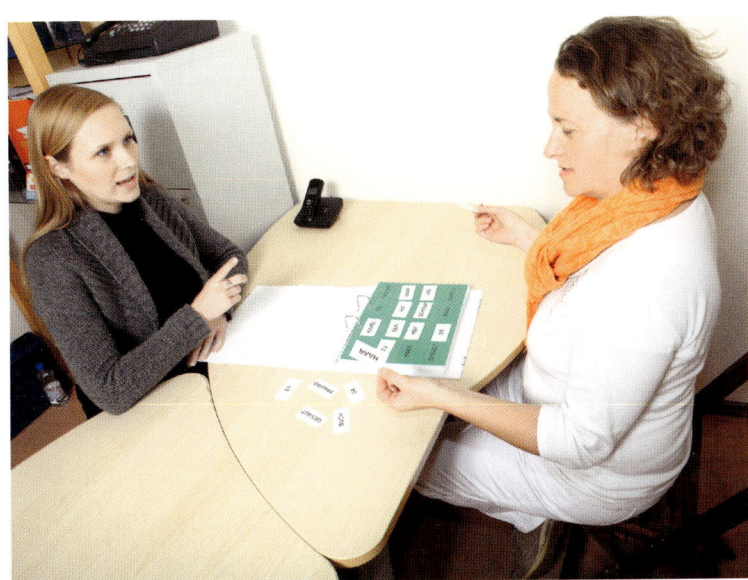

→ Die Aufgaben der Logopädie

Logopädische Behandlungen kommen bei Sprachstörungen, Sprechstörungen und Schluckstörungen zum Einsatz.

→ **Sprachstörungen** liegen dann vor, wenn das Sprachverständnis gestört ist.

→ Bei **Sprechstörungen** werden die Worte aufgrund der nicht funktionierenden Sprechmotorik verändert und unverständlich.

→ **Schluckstörungen** sind eine häufige Folge von Schlaganfällen. Denn die zahlreichen am Schluckvorgang beteiligten Muskeln unterliegen einer zentralen Steuerung im Gehirn. Sind diese Bereiche durch den Schlaganfall geschädigt, können den Schluckakt betreffende Lähmungen, Wahrnehmungs- oder Koordinationsstörungen auftreten.

Zu den Aufgaben der Logopädie zählen daher:

→ Training der Zungenmotorik

→ Stimulation von Gesichts- und Schlundmuskulatur

→ Stimulation von Mund und Mundschleimhaut

→ Anregung von Geschmacks- und Geruchssinn

→ Förderung des Sprachantriebs durch Nachsprechen von Wörtern und Vervollständigen von gereihten Begriffen (Montag, Dienstag, Mittwoch, ...)

→ Training des Sprachverständnisses durch Nachsprechen und Zusammensetzen von Wörtern

→ Stimulation des Schluckaktes (Schlucken unterschiedlicher Konsistenzen, beginnend mit Speichel und Brei)

→ Die Aufgaben der Soziotherapie bzw. Überleitungspflege

In den meisten Rehabilitationsabteilungen stehen entweder Überleitungspflegekräfte oder Sozialarbeiter den Patienten und Angehörigen bei, das Leben nach einem Schlaganfall wieder in den Griff zu bekommen. Sie unterstützen die aus der Rehabilitation entlassenen Patienten bei der Wiedereingliederung in den Beruf bzw. in den privaten Alltag, helfen im Bedarfsfall bei der Organisation einer Hauskrankenpflege oder bei der Suche nach einem Heimplatz und beraten die Familie in Bezug auf Hilfsmittel (z.B. Pflegebett, Rollstuhl) und finanzielle Förderungen.

Oft befindet sich zu Hause ein pflegebedürftiger Partner des Patienten, für den ein (vorübergehender) Betreuungsplatz organisiert werden muss.

Angehörige werden entlastet, indem man sie aufklärt, welche finanziellen Unterstützungsmöglichkeiten sie haben. Darüber hinaus helfen Überleitungspflegekräfte oder Sozialarbeiter bei der Antragstellung für diese materielle Hilfe. Bei Bedarf werden auch Kontakte zu Organisationen und Firmen hergestellt, die eine Wohnung behindertengerecht umbauen können.

Näheres lesen Sie im nächsten Kapitel *„Leben nach dem Schlaganfall".*

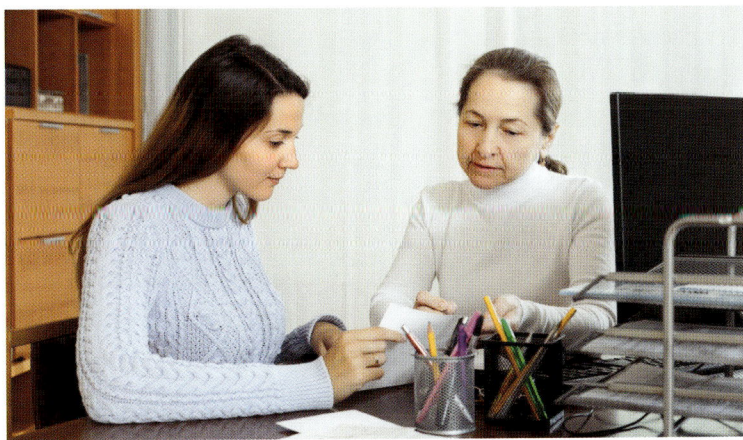

Überleitungspflege-kräfte bereiten auf das Leben „draußen" vor

Ihre Fragen – unsere Antworten

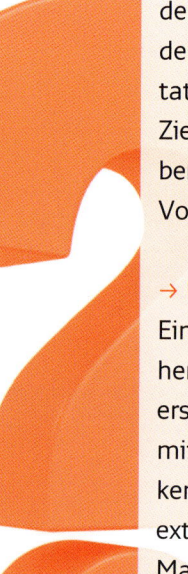

→ Was versteht man unter Schlaganfall-Rehabilitation?

Die Rehabilitation dient der bestmöglichen Wiederherstellung der beeinträchtigten Funktionen (medizinische Rehabilitation), der Wiedereingliederung in das soziale Umfeld (soziale Rehabilitation) und in den beruflichen Alltag (berufliche Rehabilitation). Ziel ist die Ermöglichung eines weitgehend selbstständigen Lebens. Gleichzeitig tragen die Rehabilitationsmaßnahmen zur Vorbeugung eines weiteren Schlaganfalls bei.

→ Wann soll die Rehabilitation beginnen?

Ein möglichst früher Beginn erhöht die Chancen auf Erfolg. Daher beginnt bei Schlaganfallpatienten die Rehabilitation nicht erst in der „Kuranstalt", sondern bereits am Tag 1 im Spital – unmittelbar nach der Akutbehandlung. Im Anschluss an den Krankenhausaufenthalt werden manche Patienten noch in einem externen Rehabilitationszentrum behandelt bzw. werden die Maßnahmen ambulant bei niedergelassenen Experten durchgeführt oder auch zu Hause fortgesetzt.

→ Wer führt die Rehabilitation durch?

In die Rehabilitation nach einem Schlaganfall sind je nach Funktionseinschränkung mehrere medizinische Berufsgruppen eingebunden: Arzt, Pflegepersonal, Physiotherapeuten, Ergotherapeuten, Logopäden, Neuropsychologen.

→ Kann man abgestorbene Gehirnzellen ersetzen?

Nein, das ist nicht möglich. Allerdings ist das Gehirn in der Lage, verloren gegangene Funktionen durch benachbarte Gebiete auszugleichen oder zu übernehmen. Dafür braucht das Gehirn möglichst früh Anreize. Daher können durch unterschiedliche Maßnahmen wie physiotherapeutische oder logopädische Übungen die verloren gegangenen Funktionen wieder neu erlernt und trainiert werden.

→ Wie lange dauert die Rehabilitation?

Das hängt vom Schweregrad des Schlaganfalls ab. Die Frührehabilitation im Akutspital dauert durchschnittlich drei Wochen. Welche Rehabilitationsmaßnahmen danach noch wie lange erforderlich sind, ist individuell verschieden. Dies kann von wenigen Wochen bis zu einem Jahr dauern. Jedenfalls werden die Maßnahmen stets an den sich ändernden Bedarf des Patienten angepasst. In jedem Fall ist Geduld erforderlich, denn die Wiederherstellung der Funktionen braucht Zeit und erfolgt Schritt für Schritt.

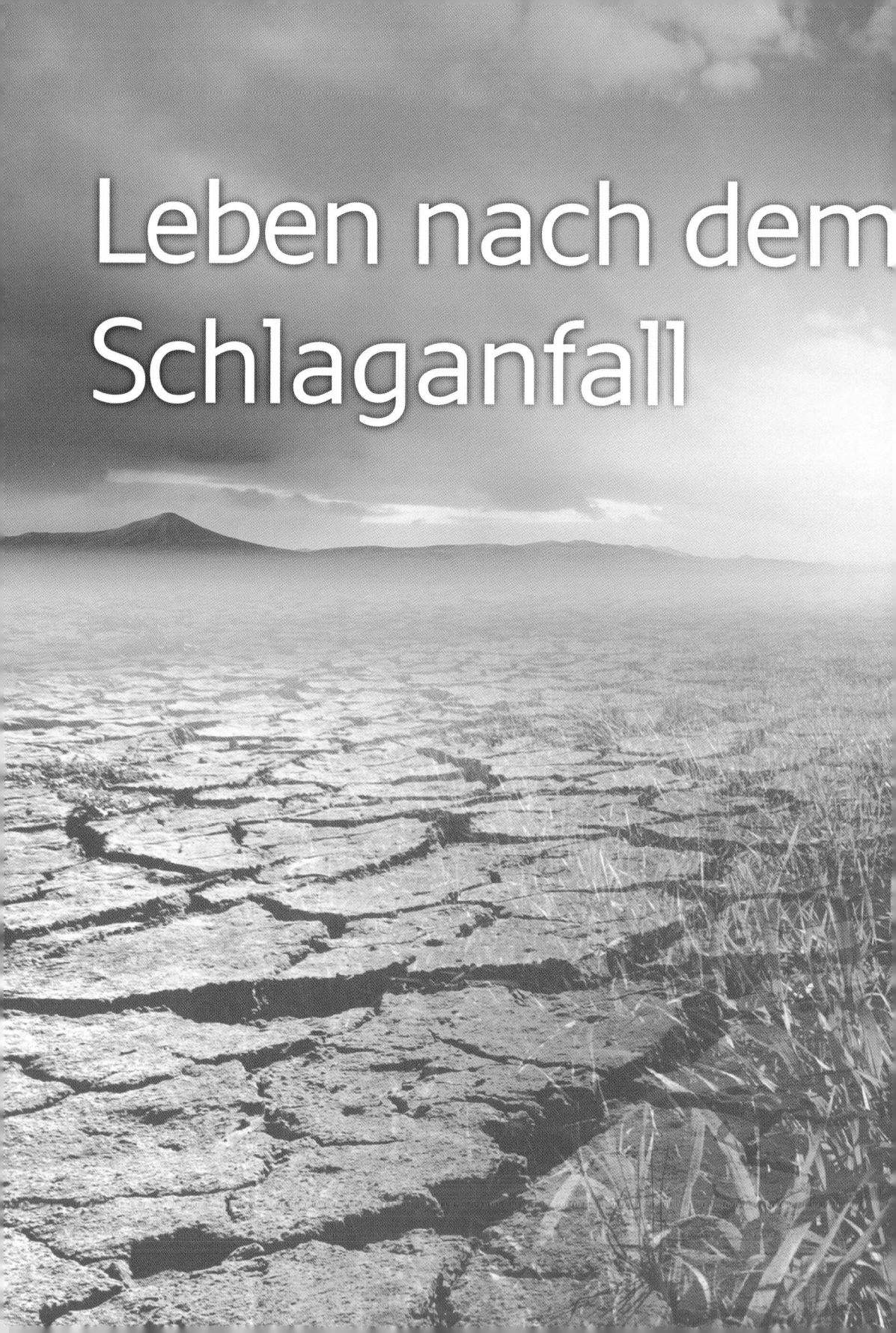
Leben nach dem Schlaganfall

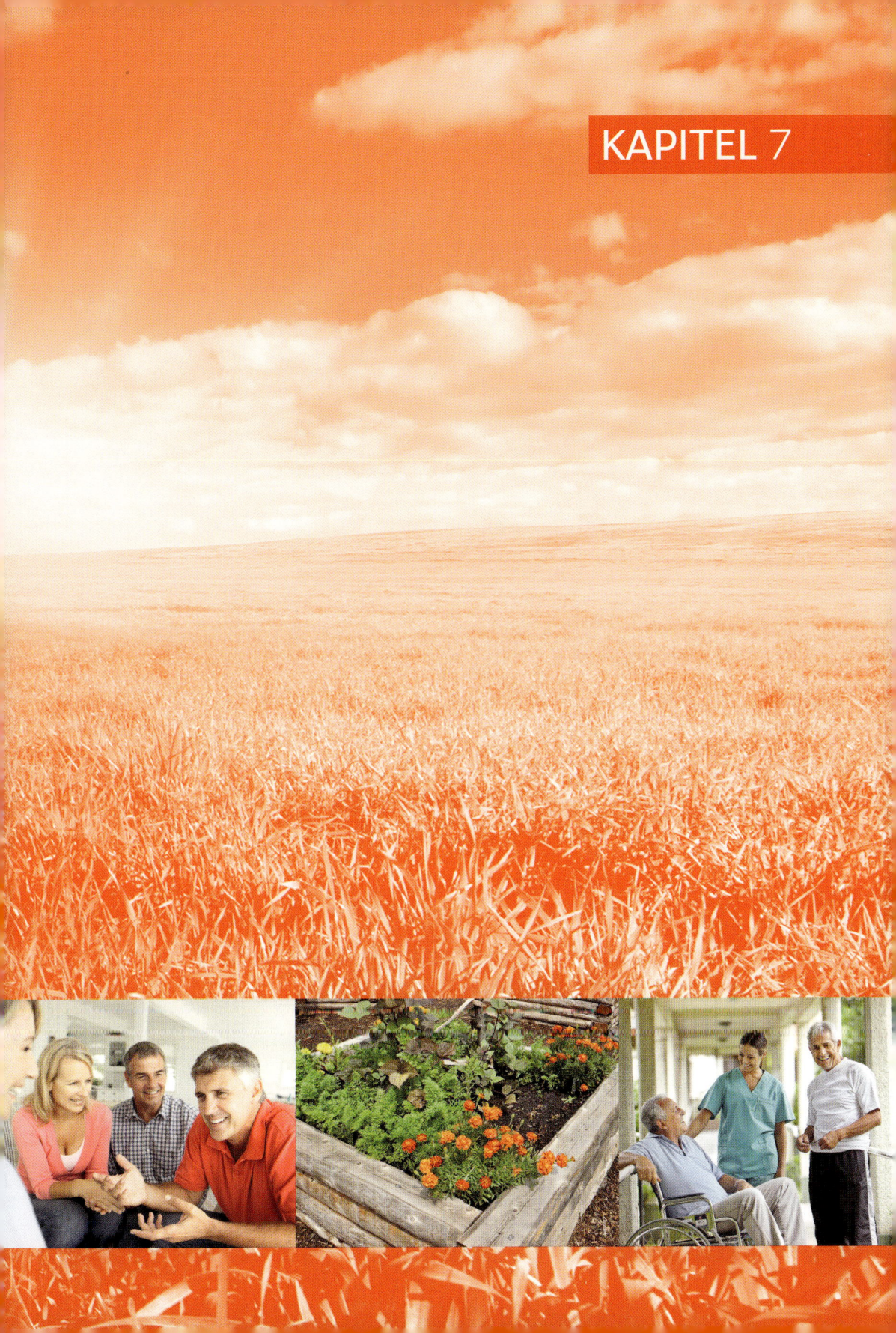

KAPITEL 7

Wenn nichts mehr ist, wie es vorher war ...

Endlich wieder daheim – wie geht es jetzt weiter?

Es ist so weit! Sie werden aus dem Spital bzw. aus der Rehabilitation entlassen und dürfen zurück nach Hause. Das ist sicher sehr erfreulich.

In vielen Fällen – vor allem, wenn die Einschränkungen durch den erlittenen Schlaganfall zum Teil noch anhalten – wirft das aber auch zahlreiche Probleme auf. Denn nicht jeder Schlaganfallpatient kann vollkommen wiederhergestellt entlassen werden. Meist dauert es noch Monate oder ein Jahr, bis das gewohnte Leben wieder aufgenommen werden kann. Oft müssen Patient und Angehörige auch mit bleibenden Behinderungen fertigwerden und ihr Leben völlig umstellen. Geduld und Anpassung sind in dieser schwierigen Situation unerlässlich – sowohl für den Patienten als auch für seine Familie.

Wenn der erste Schock und die Angst um das Leben des Patienten vorbei sind, können Fragen auftauchen wie: „Wovon sollen wir in Zukunft leben?" – „Müssen wir in eine andere Wohnung übersiedeln?" – „Wer kann die Pflege übernehmen?" – „Wird unser Leben je wieder normal ablaufen?"

Jüngere Patienten und ihre Familien machen sich vor allem große Sorgen um den Arbeitsplatz, insbesondere wenn noch Kinder zu versorgen sind. Daher sind bei jüngeren Patienten pensionsrechtliche Ansprüche zu klären. Ältere Menschen sind zwar meist durch eine Pension finanziell abgesichert, allerdings haben manche zu Hause einen pflegebedürftigen Ehepartner, der bisher durch den nun vom Schlaganfall betroffenen Patienten betreut wurde.

Überleitungspfleger und Sozialarbeiter bereiten auf die Rückkehr nach Hause vor

Darüber hinaus erscheint sowohl jüngeren als auch älteren Patienten das Leben mit einer Behinderung oftmals schwierig, wenn geliebte Aktivitäten aufgegeben werden müssen. Hinzu kommt, dass nach einem Schlaganfall häufig psychische Probleme wie Depressionen auftreten.

Viele dieser Ängste und Sorgen können durch die berufliche und soziale Rehabilitation gemildert werden. Überleitungspfleger und Sozialarbeiter stehen Ihnen dabei bereits während Ihres stationären Aufenthalts mit Informationen und konkreter Unterstützung zur Seite und bereiten Sie und Ihre Angehörigen auf den neuen Alltag vor.

Akutprobleme werden rasch gelöst

Gibt es einen pflegebedürftigen Partner des Schlaganfallpatienten, der nun unversorgt zu Hause zurückgeblieben ist, so werden sich Überleitungspfleger oder Sozialarbeiter rasch um eine Lösung kümmern.

Ist der betroffene Patient Alleinerzieher und sind Kinder zu versorgen, wird man versuchen, andere Angehörige ausfindig zu machen, und im Notfall die Jugendwohlfahrt verständigen.

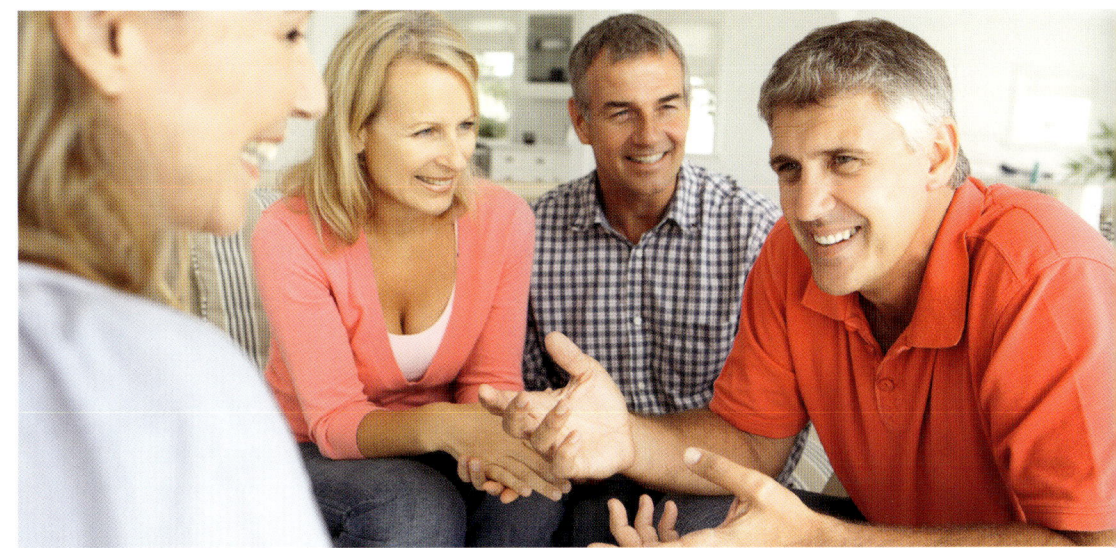

Für die Rückkehr ins Arbeitsleben wird Unterstützung angeboten

Was versteht man unter beruflicher und sozialer Rehabilitation?

Ziel der medizinischen Rehabilitation (siehe das entsprechende Kapitel ab *Seite 150*) ist die maximal mögliche Wiederherstellung des Gesundheitszustandes des Patienten und seiner körperlichen und geistigen Funktionen. Gleichzeitig wird er mit beruflicher und sozialer Rehabilitation auf das Leben „draußen" vorbereitet.

→ Ziel der **beruflichen Rehabilitation** ist es, den Betroffenen bei der Rückkehr in seinen früheren Beruf bzw. bei einer notwendigen Umschulung zu unterstützen.

→ Aufgabe der **sozialen Rehabilitation** ist die Wiedereingliederung des Patienten in sein soziales Leben, in sein Wohnumfeld und seine Freizeitaktivitäten. Dem Patienten wird geholfen, wieder so selbstständig wie möglich zu leben und am gesellschaftlichen Leben wieder aktiv teilhaben zu können.

Problem 1: Die Rückkehr ins Arbeitsleben

Nicht jeder Schlaganfallpatient ist schon im Pensionsalter. Immer häufiger trifft es auch Menschen, die mitten im Berufsleben stehen, noch keinen Anspruch auf eine Pension, aber eine Familie zu versorgen haben. Sobald absehbar ist, ob und welche Folgeschäden bei dem Patienten eventuell zu erwarten sind, kann man die Chancen für eine Rückkehr in den erlernten Beruf einschätzen.

Ob eine Wiederaufnahme der früheren Tätigkeit denkbar ist, hängt einerseits vom Arbeitsbereich und andererseits vom Ausmaß der Beeinträchtigung nach dem Schlaganfall ab. Und letztlich natürlich auch vom Verständnis des Arbeitgebers.

Kann die frühere Tätigkeit wieder aufgenommen werden, lassen sich eventuell mit dem Arbeitgeber beispielsweise Anpassungen der Arbeitszeit bzw. eine schrittweise Wiedereingliederung (Teilzeit) vereinbaren.

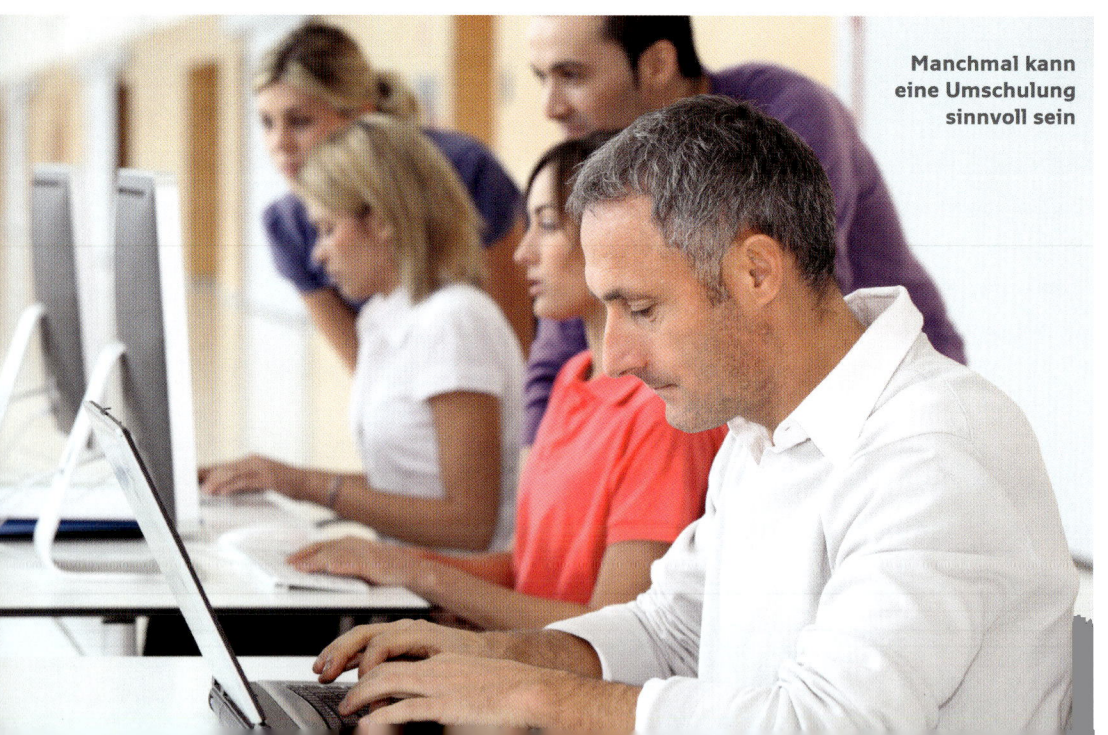

Manchmal kann eine Umschulung sinnvoll sein

Ist die Rückkehr in den alten Job nicht zu verwirklichen, gibt es zwei Möglichkeiten:

→ Umschulung und Übernahme eines neuen Aufgabenbereiches innerhalb des Betriebes

→ Umschulung und Wechsel in einen anderen Beruf

Spezielle Unterstützung bieten in dieser Situation u.a. folgende Organisationen:

→ **NeuroNetzWerk BBRZ (Berufliches Bildungs- und Rehabilitationszentrum)**

Dies ist eine Organisation des Berufsförderungsinstituts, die sowohl berufliche als auch soziale Rehabilitation anbietet. Ziel der beruflichen Rehabilitation ist eine neue berufliche Perspektive für den Patienten, die seinen Fähigkeiten entspricht und bei der gesundheitliche Probleme berücksichtigt werden. Im NeuroNetzWerk begleitet BBRZ Menschen, die aufgrund einer Erkrankung ihren früheren Beruf nicht mehr ausüben können, auf dem Weg in einen neuen Job. Ziel ist die nachhaltige Integration in den Arbeitsmarkt.

Die Angebote richten sich an Jugendliche und Erwachsene
- → nach Schädel-Hirn-Trauma,
- → nach neurochirurgischen Eingriffen,
- → nach neurologischen Erkrankungen (Schlaganfall, Hirn- oder Hirnhautentzündung, Epilepsie),
- → mit chronisch fortschreitenden neurologischen Erkran- kungen (z.B. Multiple Sklerose).

Die Schwerpunkte der beruflichen Neurorehabilitation sind:
- → Feststellung der Fähigkeiten des Patienten und Mög- lichkeiten, diese in einem Beruf anzuwenden
- → Perspektivenentwicklung
- → Qualifizierung des Betroffenen durch entsprechende Umschulung/Ausbildung
- → Unterstützung beim Wiedereintritt in den Arbeitsmarkt

Nähere Informationen unter: *www.bbrz.at*

Telefonisch erreichen Sie die für Ihr Bundesland zuständige *NeuroNetzWerk-Niederlassung* unter folgenden Nummern:
Wien, Niederösterreich, Burgenland: 0800 206 400
Oberösterreich, Salzburg: 0800 206 800
Steiermark, Kärnten: 0800 206 300
Tirol, Vorarlberg: 0512 365 603

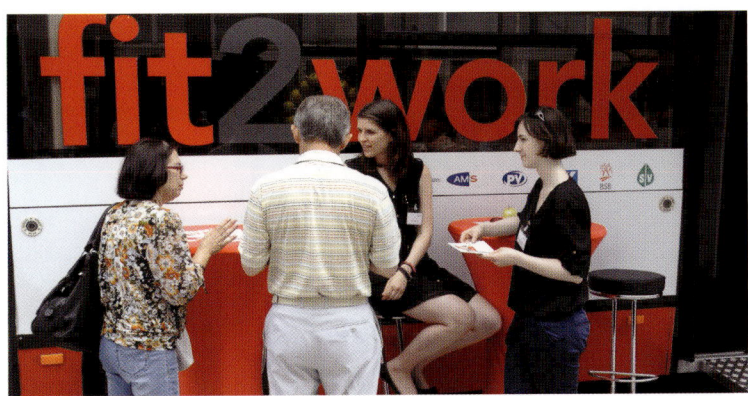

→ fit2work

Das Programm „fit2work" ist ein gemeinsames Projekt des
Bundesministeriums für Arbeit, Soziales und Konsumentenschutz, des Arbeitsmarktservice, des Arbeitsinspektorats, des
Sozialministeriumservice (früher: Bundessozialamt), der Pensi-
onsversicherungsanstalt (PVA), der Allgemeinen Unfallversi-
cherungsanstalt (AUVA) und der Krankenversicherungsträger.

Was können Sie von fit2work erwarten?

→ *Beratung:*

fit2work bietet eine für jedermann leicht zugängliche, individuelle und kostenlose Beratung über Unterstützungsmöglichkeiten für Personen, die ihren ursprünglichen Beruf nicht mehr
oder nur noch eingeschränkt ausüben können. Die Beratung
kann telefonisch, per E-Mail, schriftlich oder persönlich erfolgen.

→ *Case Management („abgestimmte Problemlösung"):*

Neben der Beratung bietet das Programm auch ein Case Management an, das die Erarbeitung einer individuell auf den Betroffenen abgestimmten Problemlösung zum Ziel hat.

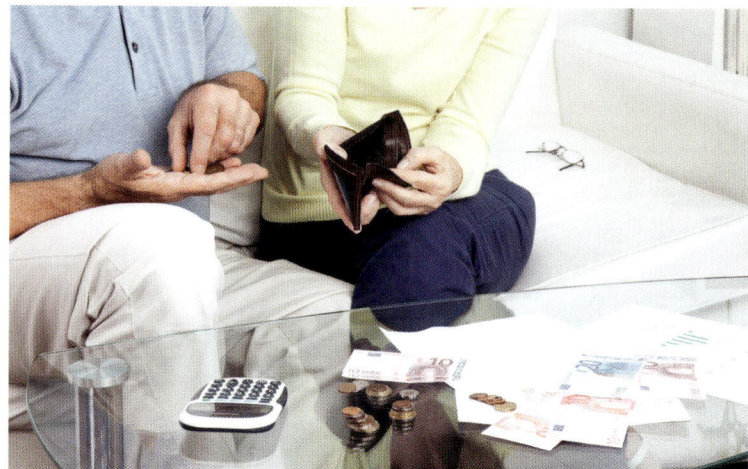

Wird das Geld in Zukunft reichen? Betroffene und ihre Familien stehen häufig vor finanziellen Problemen

Nach Abklärung der persönlichen Problemsituation wird ein Entwicklungsplan erstellt. Dieser beinhaltet die Planung der nötigen Unterstützung, die Erstellung eines mit dem Betroffenen abgestimmten Maßnahmenplans und die Zusammenarbeit mit zuständigen Organisationen z.B. in Bezug auf Maßnahmen im Betrieb, Weiterbildung, Ausbildung, Umschulung und Möglichkeiten der Arbeitsplatzadaptierung.

Die Case Manager von fit2work begleiten Sie dann auch während der Umsetzung dieser Maßnahmen.

Nähere Informationen dazu unter: *www.fit2work.at*

Die jeweils aktuellen Telefon-Hotlines für *fit2work* finden Sie unter dem Link auf *Seite 205*.

Problem 2: Finanzielle Sorgen

Für Betroffene und deren Familien kommen nach einem Schlaganfall zur Angst um das Überleben oft noch existenzielle Geldsorgen hinzu. Während Pensionisten durch ihre Pension abgesichert sind, geraten jüngere Patienten und ihre Familien möglicherweise in eine finanzielle Notsituation.
Auch bei Pflegebedürftigkeit ist ein finanzieller Mehraufwand für Pflegedienste etc. notwendig. Dazu kommen oft die Anschaffung verschiedener Hilfsmittel, die der Betroffene braucht, um ein (annähernd) selbstständiges Leben zu führen, Maßnahmen zur Umgestaltung der Wohnung etc.

Für all diese Fälle gibt es in Österreich verschiedene Unterstützungsmöglichkeiten:

→ War der Patient vor dem Ereignis berufstätig, erhält er in der Folge Entgeltfortzahlung bzw. mindestens ein halbes Jahr **Krankengeld.**

→ Für Menschen, die ihren Arbeitsplatz verloren haben, gibt es **Arbeitslosenunterstützung** bzw. die **bedarfsorientierte Mindestsicherung.** Anträge auf Sozialhilfe können schriftlich oder persönlich bei der Sozialabteilung der jeweiligen Bezirkshauptmannschaft gestellt werden. Nähere Informationen zur bedarfsorientierten Mindestsicherung finden Sie auf *www.help.gv.at.*

→ Bei dauerhafter Behinderung kann **Pflegegeld** beantragt werden. Das Pflegegeld ist zweckgebunden und soll zur Abdeckung des pflegerischen Mehraufwands verwendet werden. Die Höhe dieses Zuschusses ist abhängig vom Ausmaß der Pflegebedürftigkeit gestaffelt. Anträge sind bei der zuständigen Pensionsversicherung zu stellen. Nähere Informationen zum Pflegegeld finden Sie auf *www.sozialministerium.at.*

→ Für die Dauer einer vorübergehenden Invalidität besteht die Möglichkeit auf Bezug von **Umschulungsgeld** (durch das AMS) bzw. **Rehabilitationsgeld** (durch die Sozialversicherung).

→ Zusätzlich gibt es **Unterstützungsmöglichkeiten** durch die Landesstellen des **Sozialministeriumservice** (früher: Bundessozialamt), auf die allerdings kein Rechtsanspruch besteht.

→ Unter dem Titel **„Hilfe in besonderen Lebenslagen"** gewähren **Landesregierungen** in speziellen Fällen einen finanziellen Zuschuss.

→ Auch bei manchen **nicht-staatlichen Organisationen** (z.B. „Licht ins Dunkel") kann im Notfall um eine zusätzliche, meist aber einmalige finanzielle Unterstützung angesucht werden.

Förderungen und Zuschüsse

Darüber hinaus werden für Menschen mit Behinderungen notwendige Umschulungen, die Anschaffung von Hilfsmitteln (siehe *Seite 191)*, ein notwendiger Umbau der Wohnung etc. gefördert, sofern dies nachweislich mit einem finanziellen Mehraufwand verbunden ist. Auch ein Zuschuss zur Erlangung der Lenkerberechtigung oder zum Erwerb eines Kraftfahrzeuges kann abhängig von der Behinderung gewährt werden.

Diese Förderungen, Beihilfen und Zuschüsse werden vom Bund, von den Ländern und von den Sozialversicherungsträgern vergeben. Über die genaue Höhe der Förderungen und die Voraussetzungen für den Bezug informiert das zuständige Sozialministeriumservice (früher: Bundessozialamt) unter Tel. 05 99 88 bzw. *www.sozialministeriumservice.at.*

Für Menschen mit Behinderungen gibt es verschiedene Zuschüsse

Weitere Vergünstigungen

Bei geringem Einkommen besteht die Möglichkeit verschiedener Ermäßigungen oder Gebührenbefreiungen:

→ Befreiung von Rundfunkgebühren

→ Befreiung von Telefongrundgebühren

→ Rezeptgebührenbefreiung

Für Menschen mit dauerhaften Behinderungen unabhängig vom Einkommen:

→ *ÖBB-Ermäßigung* mit der Vorteilscard Spezial

→ *Behindertenausweis,* der mit weiteren Vergünstigungen verbunden ist; Voraussetzung für den Behindertenpass ist ein Grad der Behinderung bzw. eine Minderung der Erwerbsfähigkeit von mindestens 50%.

→ *Parkausweis* nach § 29b der Straßenverkehrsordnung, der z.B. für das Parken auf gekennzeichneten Behindertenparkplätzen berechtigt; zu beantragen bei den Landesstellen des Sozialministeriumservice. Voraussetzung für die Ausstellung eines Parkausweises ist der Besitz eines Behindertenpasses mit dem Zusatzeintrag „Unzumutbarkeit der Benützung öffentlicher Verkehrsmittel wegen dauerhafter Mobilitätseinschränkung aufgrund einer Behinderung".

Problem 3: Wohnung und Haushalt

Die kleine Stufe vom Wohnzimmer auf den Balkon, die Bade-
wanne, eine schmale Tür in die Küche – das alles sind Details
in einer Wohnung, denen man als gesunder Mensch üblicher-
weise keinerlei Beachtung schenkt. Für Schlaganfallpatienten,
die mit leichteren oder schweren körperlichen Einschränkungen wieder in ihr gewohntes Zuhause zurückkehren, stellen
diese Dinge mitunter unüberwindbare Hürden dar. Ob man
noch unsicher im Gehen ist, einen Rollstuhl benötigt oder aufgrund der nach wie vor bestehenden Schwäche eines Beines
sturzgefährdet ist: Eine normale Wohnung kann in vielen Fällen ein eigenständiges Leben verhindern oder gar zum Sicherheitsrisiko werden.

Daher sind in dieser Situation oft Veränderungen in der
Wohnung notwendig. Nicht immer bedeutet dies einen
kompletten Umbau, häufig genügen die Abflachung von
Türschwellen, ein rutschfester Bodenbelag, Haltegriffe oder
eine Duschkabine im Bad, um das Leben für Betroffene sicherer
und leichter zu machen. Informationen dazu bietet die Bro-
schüre „Barriere: frei! – Handbuch für barrierefreies Wohnen",
die vom Bundesministerium für Arbeit, Soziales und Konsumentenschutz herausgegeben wurde.

Überleitungspflege und Sozialarbeiter in Rehabilitationsein-
richtungen können Kontakte zu Firmen und Organisationen
herstellen, die auf solche Umbauten spezialisiert sind, und
auch bei Anträgen auf Zuschüsse helfen. Denn eine Umgestaltung der Wohnung kann mit hohen Kosten verbunden sein.
Auskünfte über Förderungen und Zuschüsse erteilen die jeweiligen Landesregierungen und das Sozialministeriumservice.

Technische Hilfsmittel für den Alltag

Nach einem Schlaganfall werden bisher normale Alltagstätigkeiten oft unmöglich. Wie soll man etwas vom Boden aufheben? Wie erreicht man die Lebensmittel im obersten Fach? Wie kann man mit einer Schwäche in Hand und Arm alleine essen? Für alle diese Probleme gibt es verschiedene Hilfsmittel, die das Alltagsleben erleichtern: von der Greifzange über Esshilfen bis hin zum Rollator oder Rollstuhl. Die Verwendung solcher Hilfsmittel ist wichtig, um auch mit körperlichen Einschränkungen möglichst eigenständig leben zu können.

Einige dieser Helferleins lernen Patienten schon im Rahmen der Physio- und Ergotherapie kennen. Einen Überblick über unterschiedliche technische Hilfsmittel bietet die Webseite *www.hilfsmittelinfo.gv.at.*

Außerdem sind beim Österreichischen Zivilinvalidenverband und beim Sozialministeriumservice Beratungsstellen eingerichtet, die auch über Kosten und finanzielle Zuschussmöglichkeiten informieren.

Die Heilbehelfe und Hilfsmittel müssen zuerst vom Arzt verordnet und anschließend von Ihrer Sozialversicherung bewilligt werden. Grundsätzlich ist ein Selbstbehalt zu bezahlen, der aber entfällt, wenn der Betroffene von der Rezeptgebühr befreit ist. Informieren Sie sich außerdem bei Ihrer Sozialversicherung, ob und welche Behelfe man Ihnen leihweise zur Verfügung stellt.

Die bisherige Wohnung kann zum Sicherheitsrisiko werden

Problem 4: Psychische Folgen

Ein Schlaganfall ist keine Lappalie. Patienten befinden sich in Lebensgefahr, müssen danach (eine Zeit lang) mit Behinderungen leben, sind vielleicht nicht mehr voll arbeitsfähig und müssen geliebte Freizeitaktivitäten (Sport, das Spielen eines Musikinstruments etc.) aufgeben. Da verwundert es nicht, wenn viele Betroffene nach dem Sinn des neuen Lebens fragen und in eine psychische Krise geraten. Zudem kommt es durch die Krankheit oft auch zu Veränderungen in der Persönlichkeit. Eine der häufigsten Folgen sind Depressionen. Man spricht auch von einer „Post-Stroke-Depression". Drei Monate nach einem Schlaganfall leiden rund 20% der Patienten unter depressiven Störungen.

Warum kommt es nach einem Schlaganfall zu einer Depression?

Einerseits hängt dies sicherlich mit der psychischen Belastung durch die Krankheit zusammen. Man nimmt andererseits aber auch an, dass durch den Schlaganfall bedingte strukturelle und neurochemische Veränderungen im Gehirn eine Rolle spielen.

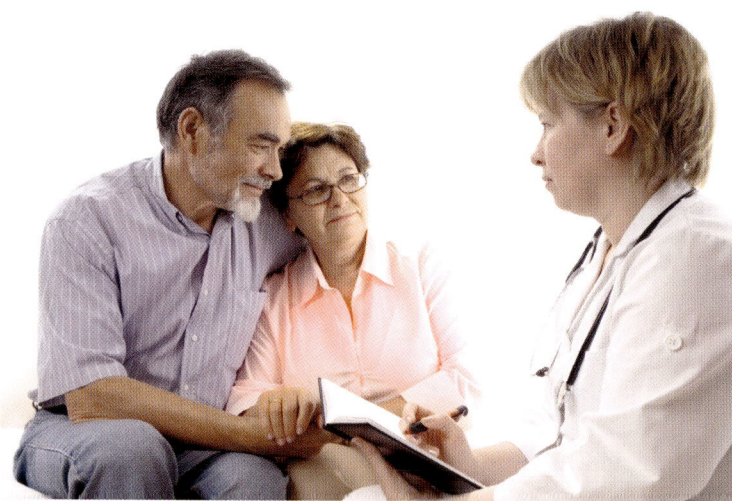

Häufig tritt nach einem Schlaganfall eine Post-Stroke-Depression auf

Wodurch zeigt sich eine Post-Stroke-Depression?
Meist treten die typischen drei Kernsymptome einer Depression
auf:

→ gedrückte oder traurige Stimmung die meiste Zeit des
Tages
→ Interessenverlust an Aktivitäten, die sonst immer Freude
bereitet haben
→ verminderter Antrieb bzw. gesteigerte Ermüdbarkeit

Zusätzliche Symptome können sein: eingeschränktes Denk-
und Konzentrationsvermögen, innere Unruhe, reduziertes
Selbstwertgefühl, Hoffnungslosigkeit, Appetitmangel, Schlaf-
störungen.

Diese klassischen Anzeichen einer Depression sind nach einem
Schlaganfall verbunden mit Anpassungsstörungen an die ak-
tuelle Situation, den neuen Alltag. Da es für Angehörige
schwierig ist abzuschätzen, ob Niedergeschlagenheit und Pas-
sivität Symptome des Schlaganfalls sind oder ob es sich um
die Folgekrankheit Depression handelt, werden Post-Stroke-
Depressionen häufig übersehen und daher auch nicht behandelt. Doch je früher eine Depression behandelt wird, umso
erfolgreicher kann die Therapie verlaufen. Wird die Erkrankung
erst spät entdeckt, können der Heilungsprozess und die Reha-
bilitationszeit deutlich länger dauern.

Daher ist es wichtig, dass Angehörige auf erste Anzeichen achten und den Arzt darüber informieren. Wie bei der klassischen
Depression werden auch in der medikamentösen Behandlung
der Post-Stroke-Depression Antidepressiva eingesetzt.

Problem 5: Betreuung und Pflege

Der gravierendste Einschnitt im Leben eines Schlaganfallpatienten und seiner Familie ist die Pflegebedürftigkeit. Was tun,
wenn der Ehepartner berufstätig ist? Wer übernimmt die Pflege, wenn der Partner selbst gebrechlich ist? Was tun, wenn
keine Angehörigen da sind?

*Auch Angehörige
brauchen Unter-
stützung*

Bereits im Rahmen der Überleitungspflege (siehe *Seite 172*)
wird evaluiert, welchen Pflegebedarf der Patient nach seiner
Entlassung haben wird, ob es zu Hause Betreuungspersonen
gibt, ob eine Vollzeitpflege notwendig sein wird. Erste organi-
satorische Schritte werden daher bereits während des stationären Aufenthalts in die Wege geleitet.

Je nach Grad des Pflegebedarfs gibt es folgende Möglichkeiten:

→ **Entlastung der pflegenden Angehörigen durch ambulante Dienste**
Mithilfe von mobilen sozialen Diensten kann der Patient in
seinem Zuhause und im gewohnten familiären Umfeld
bleiben. Je nach Grad des Betreuungsbedarfs stehen verschiedene Einrichtungen – von Heimhilfe (kommt stundenweise), Essenszustellung oder Besuchsdienst bis hin zu
medizinischer Hauskrankenpflege durch diplomiertes Pflegepersonal – zur Verfügung. Die Bezahlung richtet sich nach
der Höhe des Einkommens, des Pflegegeldes und der Anzahl
der benötigten Stunden.

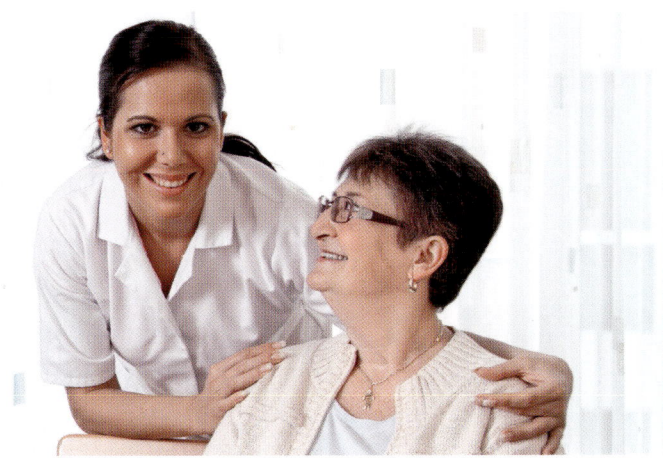

**Mobile Dienste kümmern
sich stundenweise um
Patienten und entlasten
die Angehörigen**

Auf der Homepage des Bundesministeriums für Arbeit, Soziales und Konsumentenschutz *www.infoservice. sozialministerium.at* finden Sie eine Auflistung mobiler sozialer Dienste in ganz Österreich.

Anträge auf die Inanspruchnahme dieser Unterstützung sind bei der zuständigen Landesregierung bzw. in Wien beim Fonds Soziales Wien zu stellen. Nähere Informationen erhalten Sie auch auf *www.help.gv.at.*

→ *Geriatrische Tageszentren*

Tageszentren bieten alten und behinderten Menschen die Möglichkeit, tagsüber professionell betreut zu werden und abends nach Hause zurückzukehren. Bei Bedarf werden die Betroffenen von einem speziellen Fahrtendienst abgeholt und wieder nach Hause gebracht.

Schlaganfallpatienten haben die Möglichkeit, sich dort mithilfe einer Pflegekraft zu waschen, sie bekommen zu essen und können an Gymnastik und Ergotherapie teilnehmen.

Diese Form der Betreuung ist allerdings nur für Menschen geeignet, die nicht bettlägerig sind. Die Kosten sind nach Einkommen und Höhe des Pflegegeldes gestaffelt.

→ *Stationäre Betreuung*

Wenn der Patient alleine lebt und trotz mobiler Dienste nicht zurechtkommt, wenn er bettlägerig ist, eine 24-Stunden-Betreuung benötigt und die Angehörigen damit überfordert sind, kann die Übersiedlung in ein Alten- oder Pflegeheim die vernünftigste Lösung sein.

Für Anträge auf einen Pflegeheimplatz sind die Bezirkshauptmannschaften zuständig. In Wien sind Anträge an den Fonds Soziales Wien zu richten.

→ *Private Pflegedienste*

Es gibt zahlreiche Organisationen, die private Pflege (auch rund um die Uhr) anbieten. Wer sich diese Art von Pflege leisten kann, sollte vorher möglichst viele Angebote zum Vergleich von Leistung und Kosten einholen und eventuell den Hausarzt oder Bekannte, die sich in einer ähnlichen Situation befinden, nach Erfahrungen mit den jeweiligen Diensten fragen.

Begegnen Sie dem Betroffenen hilfsbereit, aber mit Respekt

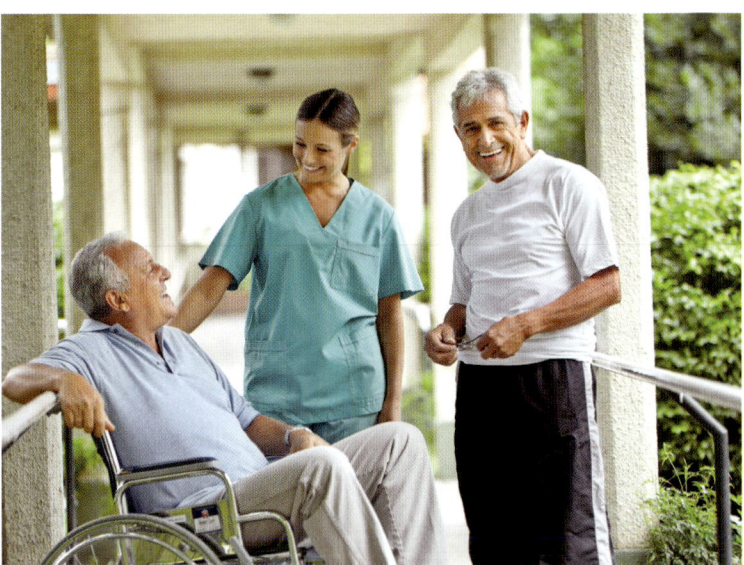

Was Angehörige wissen sollten

Wenn ein Mensch einen Schlaganfall erleidet, sind immer auch Familie und Umfeld mitbetroffen. Für sie ändert sich das gewohnte Leben ebenso wie für den Kranken. Die meisten Angehörigen und Freunde sind spätestens bei der Rückkehr des Patienten nach Hause zutiefst verunsichert. Man fragt sich, wie man sich ihm gegenüber verhalten soll. Ignoriert man die noch bestehenden Beeinträchtigungen? Welche Aufgaben nimmt man ihm ab? Wie geht man als Partner mit der veränderten Lebenssituation um? Wie verkraftet man die psychische Belastung, wenn der vertraute Mensch plötzlich Persönlichkeitsveränderungen zeigt?

→ Ganz wichtig ist es, sich noch im Krankenhaus beim Pflegepersonal und bei Physio- und Ergotherapeuten umfassend zu informieren. Am besten, man beobachtet, wie sie mit dem Betroffenen umgehen, und holt sich praktische Tipps für eine eventuell notwendige Betreuung zu Hause.

→ Der Mensch, der ein Leben lang alles organisiert und im Griff hatte, ist plötzlich auf Hilfe angewiesen. Soll man ihn daher wie ein unmündiges Kind behandeln? Nein! Patienten fühlen sich in dieser Situation ohnehin hilflos und sind verzweifelt. Benehmen Sie sich dem Betroffenen gegenüber zwar liebevoll und hilfsbereit, aber zeigen Sie Respekt.

→ Vermitteln Sie ihm, dass er trotz der Einschränkungen ein ebenso liebenswerter und wertvoller Mensch ist wie vor der Erkrankung.

→ Sprechen Sie offen mit ihm über Tätigkeiten, die er stets geliebt hat, und überlegen Sie gemeinsam, was er davon jetzt in gewissem Ausmaß noch tun kann. Jemand, der sein Leben lang gerne im Garten gearbeitet hat, könnte sich im kleineren Rahmen (Topfpflanzen, Hochbeet etc.) ähnlich betätigen. Überlegen Sie, welche Fähigkeiten noch vorhanden sind, was er daraus machen kann und motivieren Sie ihn dazu. Der Betroffene muss zwar mit Einschränkungen leben, ist aber nach wie vor ein Mensch mit Interessen, Fähigkeiten, Kompetenzen.

→ Achten Sie darauf, dass der Patient auch zu Hause seine Rehabilitationsmaßnahmen fortsetzt und regelmäßig trainiert. Denn Stillstand bedeutet in diesem Fall Rückschritt! Überfordern Sie ihn andererseits nicht durch Dauertraining. Das Training ist für ihn sehr anstrengend und er braucht seine Ruhepausen.

→ Setzen Sie bei der Wiederherstellung der Funktionen keine zu großen Ziele, sondern streben Sie realistische Teilziele an. Freuen Sie sich gemeinsam über kleinste Erfolge. Jeder winzige Fortschritt bedeutet, dass es aufwärtsgeht!

→ Manche Patienten verändern nach einem Schlaganfall ihre Persönlichkeit. Sie sind verzweifelt, depressiv (siehe *Seite 192)*, hin und wieder auch ungeduldig und aggressiv. Alle diese Reaktionen sind aus der Situation heraus verständlich und nicht persönlich gemeint. Fühlen Sie sich daher nicht angegriffen!

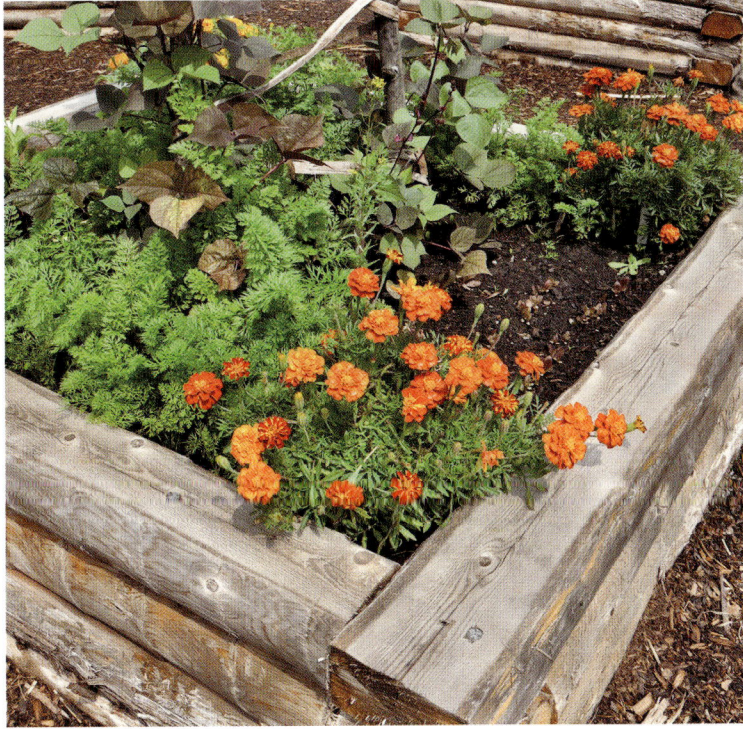

Hobbygärtner können sich beispielsweise an einem Hochbeet erfreuen

→ Widerstehen Sie der Versuchung, dem Betroffenen (aus mangelnder Geduld?) zu viel abzunehmen und ihn allzu sehr zu bemuttern. Lassen Sie ihn verschiedene Hürden selbst überwinden, auch wenn er dazu viel Zeit braucht. Das trainiert seine Fähigkeiten und fördert sein Selbstwertgefühl. Greifen Sie nur dann helfend ein, wenn er eine Situation tatsächlich nicht alleine bewältigen kann.

→ Pflegen Sie nach Möglichkeit weiter Ihre gewohnten sozialen Kontakte (wenn möglich, gemeinsam mit dem Patienten!). Wenn Bekannte und Freunde Sie „meiden", so geschieht dies meist aus Unsicherheit, weil sie nicht wissen, wie sie sich verhalten sollen. Suchen Sie das Gespräch mit diesen Menschen.

→ Wenn die Sprechfähigkeit Ihres kranken Angehörigen noch eingeschränkt ist, korrigieren Sie ihn nicht zu viel. Geben Sie ihm Zeit, die richtigen Worte zu finden, und fragen Sie nur nach, wenn Sie den Inhalt des Gesagten nicht verstehen. Am besten fragen Sie nach, ob er das und das gemeint hat, sodass er nur mit ja oder nein darauf antworten muss.

→ Unternehmen Sie abgestimmt auf die Möglichkeiten regelmäßig gemeinsam etwas, ohne den Betroffenen zu sehr anzustrengen.

Nehmen Sie dem Patienten nicht alles ab!

Auch Angehörige brauchen Hilfe

Das richtige Verhalten dem Schlaganfallpatienten gegenüber kostet viel Kraft. Noch mehr gefordert sind Menschen, die einen behinderten Angehörigen selbst pflegen. Vergessen Sie daher nicht auf sich selbst, sonst schlittern Sie allzu leicht in ein Burn-out. Nehmen Sie die in diesem Kapitel angeführten personellen Unterstützungen in Anspruch und bitten Sie auch andere Familienmitglieder, hin und wieder bei der Betreuung einzuspringen.

Falls Sie berufstätig sind und dies mit der Pflege nicht vereinbaren können, haben Sie die Möglichkeit, Pflegekarenz bzw. Pflegeteilzeit zu beantragen. In diesen Fällen besteht ein Anspruch auf Pflegekarenzgeld. Näheres darüber erfahren Sie unter *www.sozialministerium.at* sowie *www.pflegedaheim.at*.

Ihre Fragen – unsere Antworten

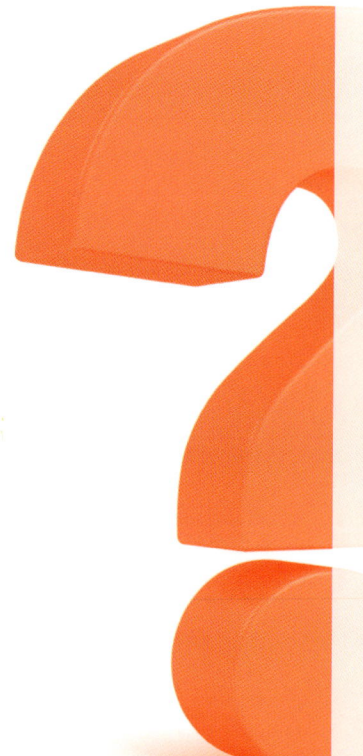

→ *Was versteht man unter beruflicher Rehabilitation?*

Ziel der beruflichen Rehabilitation ist es, den Betroffenen bei der Rückkehr in seinen früheren Beruf bzw. bei einer notwendigen Umschulung zu unterstützen. Die Organisation Neuro-NetzWerk BBRZ und das Programm fit2work bieten hier umfangreiche Beratung, Hilfe und Begleitung an.

→ *Was passiert, wenn ein Patient zwar arbeitsfähig, mit seiner früheren Position aber überfordert ist?*

In diesem Fall besteht die Möglichkeit, mit dem Arbeitgeber über einen Wechsel zu einem neuen Aufgabengebiet innerhalb des Betriebes zu sprechen oder nach einer Umschulung in einem anderen Beruf zu arbeiten.

→ *Welche Möglichkeiten der finanziellen Unterstützung gibt es?*

Es gibt die Möglichkeit von Förderungen und Zuschüssen für notwendige Umschulungen, für die Anschaffung von Hilfsmitteln oder den Umbau der Wohnung. Bei Pflegebedarf kann ein Antrag auf Pflegegeld gestellt werden. Zusätzlich kann finanzielle Hilfe beim Sozialministeriumservice, bei den Landesregierungen, aber auch bei manchen nicht-staatlichen Organisationen beantragt werden.

→ *Können Gehhilfen, Rollstuhl oder andere Hilfsmittel, die man nur vorübergehend braucht, auch geliehen werden?*
Ja. Ihre Sozialversicherung gibt Ihnen Auskunft darüber, ob und welche Behelfe man Ihnen leihweise zur Verfügung stellen kann.

→ *Was versteht man unter einer Post-Stroke-Depression?*
Diese Form der Depression tritt häufig als Folge eines Schlaganfalls auf. Es zeigen sich die gleichen Symptome wie bei der klassischen Depression, verbunden mit Anpassungsproblemen an die neue Situation. Sowohl die psychische Belastung durch die Krankheit als auch neurochemische Veränderungen im Gehirn dürften dabei eine Rolle spielen. Die Post-Stroke-Depression kann wie die klassische Form der Depression mit modernen Antidepressiva und Psychotherapie behandelt werden.

→ *Was mache ich, wenn ich meine Arbeit nicht aufgeben und dadurch meinen behinderten Partner tagsüber nicht betreuen kann?*
Je nach Ausmaß der Behinderung gibt es die Möglichkeit, mobile Dienste wie Heimhilfe, Essen auf Rädern etc. in Anspruch zu nehmen oder den Betroffenen tagsüber in einem Tageszentrum unterzubringen.

Wissenswertes/ Nützliche Informationen

Wo Sie Hilfe finden

Der primär zuständige Spezialist bei einem Schlaganfall ist immer der Neurologe.

Bei manchen Risikofaktoren im Vorfeld eines Schlaganfalls sind auch andere Ärzte wichtige Ansprechpartner.

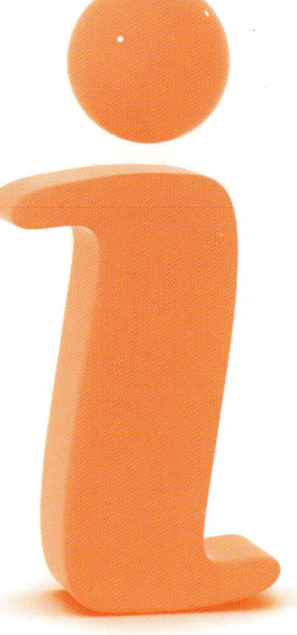

Im Falle von **Bluthochdruck oder erhöhten Blutfettwerten** sollten Sie sich zunächst

→ an Ihren Hausarzt

wenden. Er wird Ihnen raten, wie Sie mit Lebensstiländerungen gegensteuern können, und Ihnen gegebenenfalls entsprechende Medikamente verschreiben.

Falls Sie **Diabetiker** sind, sollten Sie sich

→ an Ihren Hausarzt bzw.

→ an Ihren Internisten oder

→ an eine Diabetesambulanz

wenden, damit Ihr Diabetes optimal eingestellt wird.

Könnten Symptome auf ein **Vorhofflimmern** hindeuten, wenden Sie sich

→ an Ihren Hausarzt bzw.

→ an einen Kardiologen oder

→ an einen Neurologen.

Verspüren Sie **Anzeichen eines „Schlagerls" oder eines Schlaganfalls,** so ist umgehend die Rettung unter 144 zu rufen!

Die Akutbehandlung wird dann von einem Neurologen durchgeführt. Haben Sie bereits einen **Schlaganfall hinter sich** oder sind Sie Angehöriger eines Schlaganfallpatienten, so gibt es zahlreiche Ansprechstellen, die Ihnen Unterstützung bieten. Eine vollständige Aufzählung würde den Rahmen dieses Buches sprengen. Zudem ändern sich sowohl Kontaktdaten als auch Ansprechpartner immer wieder. Um Sie auf dem aktuellen Stand zu halten und Ihnen einen vollständigen Überblick zu geben, haben wir einen eigenen Link eingerichtet, unter dem Sie – laufend aktualisiert – alle Adressen und Telefonnummern finden:

http://www.hauptverband.at/Buchreihe-Schlaganfall

Glossar: Was bedeutet was?

Aneurysma
Sackartige Ausbuchtung an einem Blutgefäß

Antikoagulanzien
Blutverdünnende Medikamente

Antikoagulation
Blutgerinnungshemmende Therapie

Aorta
Halsschlagader

Aphasie
Sprachstörung

Ataxie
Koordinationsstörung

Carotisstenose
Verengung der Halsschlagader

Clipping
Abklammern eines Aneurysmas mittels „Clip", um das Aneurysma vom Gefäß zu trennen

Coiling
Chirurgischer Eingriff zum Verschließen eines Aneurysmas

Dissektion
Auseinanderspreizen der Gefäßwandschichten

Embolus
Blutgerinnsel, das außerhalb des Gehirns entsteht und ins Gehirn geschwemmt wird

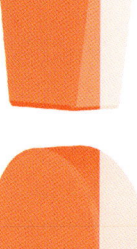

Hämorrhagischer Schlaganfall
Gehirnblutung

Hydrozephalus
Ballonartige Erweiterung der Hirnkammern durch Gehirnflüssigkeit, die nicht abfließen kann („Wasserkopf")

ICH
Intrazerebrale Hirnblutung (Blut gelangt von einer geplatzten Arterie ins Gehirngewebe)

Insult
Infarkt

Ischämischer Schlaganfall
Hirninfarkt mit Verschluss einer Gehirnarterie

Lipidsenker
Medikamente zur Senkung der Blutfettwerte

Parese
Motorische Schwäche

Plegie
Lähmung

Post-Stroke-Depression
Vorübergehende Depression, die häufig im Anschluss an einen
Schlaganfall auftritt

Primärprävention
Vorbeugung eines ersten Schlaganfalls

SAB
Subarachnoidale Blutung (Blut bleibt an der Gehirnoberfläche)

Sekundärprävention
Vorbeugung eines weiteren Schlaganfalls

Stent
Kleine, netzförmige Gefäßstütze zur Aufdehnung von verengten Gefäßen

Stroke Unit
Schlaganfallzentrum; hoch spezialisierte neurologische Abteilung zur Akutbehandlung und Überwachung von Schlaganfallpatienten

Thrombolysetherapie (Lysetherapie)
Medikamentöse Behandlung zur Auflösung eines Blutgerinnsels

Thrombus
Blutgerinnsel, das im Gehirn entsteht und dort die Hirnarterie
verstopft

TIA
Transitorisch-ischämische Attacke = „Schlagerl"; Vorbote eines „echten" Schlaganfalls

Vaskulitis
Gefäßwandentzündung

Notizen

In der Buchreihe der Sozialversicherung

„Gesund werden. Gesund bleiben."

bereits erschienen:

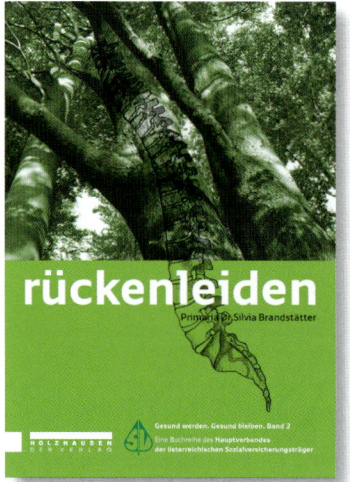

Prim. Dr. Silvia Brandstätter

rückenleiden

Verlag Holzhausen
288 Seiten, Softcover, Euro 19,-
ISBN: 978-3-85493-168-3
erhältlich im Buchhandel

Rückenschmerzen sind zu einer Volkskrankheit geworden. Nahezu jeder Mensch leidet einmal im Leben daran, viele sind sogar von chronischen Rückenproblemen betroffen. Das Buch beschreibt auf verständliche Weise, wie der Schmerz entsteht, welche Risikofaktoren zu Rückenleiden führen und welche Maßnahmen sich für Vorbeugung und Behandlung eignen.

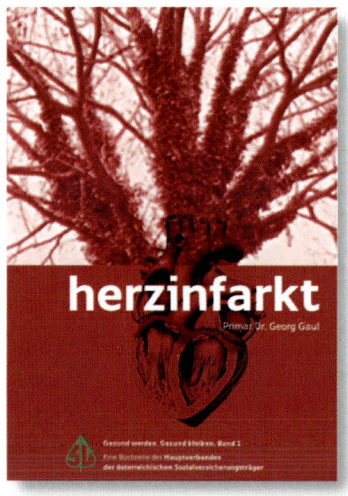

Prim. Dr. Georg Gaul

herzinfarkt

Verlag Holzhausen
224 Seiten, Softcover, Euro 19,-
ISBN: 978-3-85493-152-2
erhältlich im Buchhandel

Ein unverzichtbarer Ratgeber zum Thema Herzinfarkt mit wertvollen Informationen rund um das Herz und Tipps zur Prävention. Angesprochen sind aber auch Menschen, die bereits einen Infarkt durchgemacht haben und einen Zweit-Infarkt vermeiden wollen.